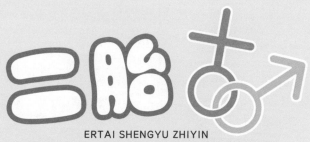

ERTAI SHENGYU ZHIYIN

FUKE ZHUANJIA JIAONI RUHE SHENGDESHUN

生育指引

妇科专家教你如何生得顺

王 芳 主编

U0264004

SPM 南方出版传媒

广东科技出版社 | 全国优秀出版社

· 广州 ·

图书在版编目（CIP）数据

二胎生育指引：妇科专家教你如何生得顺 / 王芳主编 . —广州：广东科技出版社，2018.3
ISBN 978-7-5359-6846-3

Ⅰ . ①二… Ⅱ . ①王… Ⅲ . ①妊娠期—妇幼保健—基本知识 Ⅳ . ①R715.3

中国版本图书馆CIP数据核字（2018）第006131号

责任编辑：李 旻
装帧设计：友间文化
责任校对：冯思婧
责任印制：彭海波
出版发行：广东科技出版社
　　　　　（广州市环市东路水荫路11号　邮政编码：510075）
http: //www. gdstp. com. cn
E-mail: //gdkjyxb@gdstp. com.cn（营销）
E-mail: //gdkjzbb@gdstp. com.cn（编务室）
经　　销：广东新华发行集团股份有限公司
印　　刷：广州市一龙彩印有限公司
　　　　　（广州市增城区花荔新九路43号1幢自编101房　邮政编码：511340）
规　　格：889mm×1 194mm　1/32　印张6　字数120千
版　　次：2018年3月第1版
　　　　　2018年3月第1次印刷
定　　价：39.00元

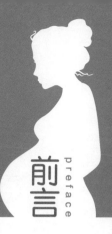

　　作为医生，在二孩政策放开的那段日子，在回复朋友和患者咨询的过程中，我有一种写作的冲动，希望将自己多年的临床经验和心得分享给大家，能使更多人受益。

　　我长年在不孕不育的专科门诊工作。与生育相关的患者多，门诊工作量大，同样的话、同样的事常常要重复很多次。虽然我很敬业，患者的医治效果也不错，但患者越看越多，好像永远看不完。一些患者拿来的化验单多达几十页，但仍然没有解决生育问题。在与患者沟通如何顺利生育的过程中，我发现大多数人只考虑能够尽快怀孕，甚至想尽一切办法直接接受辅助生育技术——试管婴儿的治疗。对这类尝试怀孕及生育的风险，压根就没想过，更没有思考将来出生宝宝的健康问题。当然，部分医生也没有思考过这些问题。

　　门诊患者中有相当一部分人到医院来要求医生给自己做孕前检查。那每个人的优生优育检查该怎么做呢？要个体化呢，还是做一整套呢？门诊患者多，医生很难事无巨细地讲解每一个检查的必要性和优缺点以满足患者的要求。虽然生育二孩的机会来了，对于准备生育的妈妈来说，如何计划再次妊娠，很有必要进行细致认真的分析和评估。特别是年龄偏大，或者之前有过妇科相关疾病的妈妈。此外，对不孕症的诊治需要全面分析和综合治疗。影响生育的因素很多，不孕原因可能是单一的，也可能是多因素的。全面评估，分析不孕原因，找到问题，才能获得治疗的金钥匙。

　　以上种种，我都想竭我所能在书中得以呈现，以便大家对生育二孩能有更加客观、全面的认识。

　　我选取了部分病例在书中分享，期望广大准备生育的妈妈和同行在这些常见的病例分析中，能够体会到病史在生育相关问题评估的方法选择中的重要性。我希望更多人为解决生育问题少走弯路，通过合适的医疗干预生育健康宝宝，为健康中国尽绵薄之力。

　　本书的部分插图由王晴葳绘制，在此表示感谢。

主编

2017.12

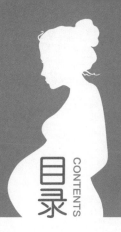

目录 CONTENTS

目录

CONTENTS

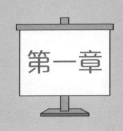

第一章

生孩子，天经地义，
我有错吗？

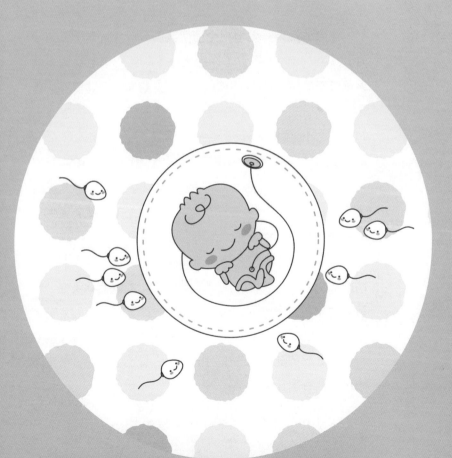

第一节
二胎利弊：生或不生

当媒体铺天盖地地把全面两孩的政策传达到千家万户时，在我们960万平方千米的土地上，这一消息给太多的家庭带来了突如其来的改变。相当多的女性开始取环、备孕，各大医院的妇产科相继挂出了二胎咨询门诊。

在广州医科大学附属第三医院门诊就诊人群中，25～29岁育龄妇女计划生育二胎的比例极少，30～35岁来就诊的患者多是因为第一胎生育困难而来医院，而这个年龄生育二胎的多是来医院做孕前检查，要求优生。35~39岁生育二胎者的比例约占就诊患者的30%，在这部分人群中，相当一部分是有流产病史或月经异常史而要求助孕的。人群中最期望生育二胎的是40岁以上的女性。就诊者中年龄最大者为51岁，已经停经1年以上，因为听到媒体报道60岁以上的人也可以生育，故她也期望自己能够再次怀孕。因此，在临床上出现了"想生生不了，能生不想生"的普遍现象。

一 年龄因素

　　由于计划二胎的女性中，大于35岁者居多，年龄因素使得生育的风险增大。首先是遗传性疾病的发病率升高。DNA双螺旋结构如图1-1所示，生物学中再没有比双螺旋结构更具代表性的构造了，正是这一结构最终形成了具有遗传性的染色体。1953年，剑桥科学家Watson和Crick在《自然》杂志上提出著名的DNA双螺旋结构，这一结构从此成为所有生命的化学密码。DNA双螺旋结构被阐明，揭开了生命科学的新篇章，基因遗传的神秘性开始被人类了解。虽然DNA的结构不会随着人的年龄、营养等因素改变，但构成这

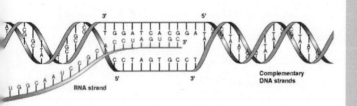

图1-1　DNA双螺旋结构

图片来源：Leon Speroff, Robert H.Glass, Nathan G.Kase. Clinical Gynecologic Endocrinology and Infertility［M］// Reproductive Physiology. Philadelphia Lippincott Williams & Wilkins Publishing, 1999: 15.

提示
再高明的医生也无法改变年龄因素对生育条件的限制。

一结构之间的力却随着年龄的增加越来越弱，如果说刚开始的时候它们之间的力像钢筋一样有力，那么随着年龄的增加，这个力慢慢变成了麻绳，到最后可能就像老化的橡皮筋一样无力。因此，虽然我们身体内的细胞天天都在改变着，但由于DNA双螺旋结构之间这一力的变化，使得我们的身体出现了衰老的现象。细胞在复制过程中容易出错，因为老化了的橡皮筋的力量过于薄弱，使得DNA双螺旋结构之间的碱基配对不精确。这也是高龄女性流产机会增大的主要原因——胚胎的染色体出现异常的概率变大。关于这点，我们应该清醒地意识到自然界优胜劣汰的法则，对这样的流产应该感到庆幸。若是没有自然界的这个法则，不知世间会有多少发育异常的孩子出生，这又会给多少家庭带来痛苦呢？当然，由于医疗技术的发展，掩盖了一些不正常的胚胎，从而使得发育异常的胚胎躲过了自然界优胜劣汰的法则而出生。因此，在助孕治疗的过程中，一定要适可而止，过度治疗造成的后果也许要几十年后才可以发现。

■ 前次剖宫产的影响

当前在医院想生二胎的这部分人群在生育第一胎时多处于中国的剖宫产率高峰期，再次生育又面临着瘢痕妊娠、子宫破裂等风险。"单独二孩"政策放开后，头胎剖宫产想要生二胎的人群迅速壮大。

33岁的李女士一家都很高兴，自从7年前剖宫产生下儿子以后，全家人都在等待开放"单独二孩"政策的消息。准备了差不多2个月的时间，李女士发现自己怀上了。兴奋之余，李女士注重身体调养，准备迎接新生命的到来。可就在孕16$^+$周时，李女士突然开始阴道出血，伴有腹痛，到医院急诊住院。原来李女士竟然怀了双胎，既往就有腺肌症和多发子宫肌瘤，但因为没有什么症状，从来没有留意过。腹痛时来医院检查，发现一个胎儿就生长在上一次剖宫产的位置上，也就是我们说的瘢痕妊娠，另一个胎儿在宫颈内口的上方，这个位置有较大的两个肌瘤，子宫肌层非常薄。医生告诉李女士家人情况后，李女士及其家人都要求积极保胎，因此做了宫颈环扎术，并用了保胎药。待情况稳定后，李女士就出院回家了，在门诊定期检查。但在孕22$^+$周时，李女士突然腹痛严重，及时送至医院住院。发现宫口已经开大，腹痛，考虑存在感染，部分胎盘已经脱出阴道，及时进行环扎线拆除。排出一死胎，出血极多，情况非常危急，开通绿色通道，直接进手术室剖腹探查。在手术室台上进行检查时，

提示

对女性而言，生育的最佳年龄是26~28岁，这个时候的卵子质量达到人一生中的巅峰；35岁之后，卵子质量下降，因此，高龄女性出现胚胎发育异常导致的流产率和胎儿畸形的概率增加。对男性而言，过了46岁之后，精子质量也有比较明显的下降。

大家都惊呆了，满肚子的血涌出来，腹腔积血总量约有5 000mL。原来是李女士子宫瘢痕处已经破裂，出现子宫破裂，另一胎儿已经死于宫内，为了抢救母亲的生命，只能切除子宫。

在医疗上，我们一般建议剖宫产后18个月才考虑再次妊娠，因为剖宫产后18个月受损的肌纤维恢复正常，但这不等于瘢痕子宫再次怀孕的风险就降至零。毕竟子宫受过伤，瘢痕子宫再次妊娠足月时子宫的体积增大至35cm×25cm×22cm，容量约5 000mL，增加约1 000倍；质量约1 100g，增加约20倍，子宫肌纤维极度的牵拉，使得肌纤维断裂的机会比正常子宫大。而且，子宫的功能只能恢复到产后18个月的水平，并不会因为时间延长而得到更好的恢复。

当出现了瘢痕妊娠的时候，怎么办？

我国的剖宫产率远高于世界卫生组织推荐的剖宫产率上限，同时随着育龄妇女腹腔镜下子宫肌瘤剔除术的广泛开展，瘢痕子宫妊娠逐年增多，其导致的相关问题如瘢痕部位妊娠行人工流产时严重大出血、瘢痕部位胎盘植入、子宫破裂、再次妊娠分娩时机及方式的选择等，也成为产科医生临床处理十分棘手的问题。面对这些问题，广州医科大学附属第三医院根据胎盘植入的特点和瘢痕子宫妊娠的特点，在临床上发明了一种新的手术方式，来挽救这类高危产妇的子宫和宝宝。该院产科采用经子宫后路切开子宫的剖宫产术式，减少输血，从根本上改善这类产妇的生产质量。从2015年起，广州医科大学附属第三医院采用3D打印介入手术的"经后路切除加子宫修补术"，为胎盘植入产妇的生命安全及保全子宫创造了新方法，使得胎盘植入产妇的子宫切除率从18.45%降至4.16%。简而言之，这种方法就是在每一例胎盘植入的手术前，利用3D打印模型，获得精确的胎盘及其周围组织脏器的图像数据，立体展现个体化胎盘及其周围组织、脏器，准确评估胎盘植入的部位、程度及与毗邻脏器的关系，从而进行体外手术设计。产妇出血量可控制在1 600mL左右。通过这些改革与创新，我们实现了"三降一升"，即孕产妇死亡率下降，产后出血率下降，子宫切除率下降，新生儿存活率上升。

新型技术——3D打印模型开创的新型手术，为二胎妈妈们带来了新的机会。

二 基础疾病、身体体质的影响

随着年龄的增加，人体各个器官功能都下

降，妊娠期代谢性疾病的发生率也日趋上升，这一系列的问题，不仅在心理上给高龄产妇造成压力，在生理上也使她们面对诸多挑战。因此，全身身体检查少不了，尤其要查明有无高血压、糖尿病等基础疾病以及心、肝、肾的功能。这些基础疾病会影响胎儿和产妇健康，若有这些基础疾病，要待病情稳定后才备孕，否则在怀孕10个月中因无法预测的一些突发事件，有可能将母儿均置于危险境地。

对有长期慢性病的患者，是否接受二胎助孕的治疗应该非常谨慎。

39岁的杨女士，因慢性肾炎长期存在尿蛋白++，为控制疾病长期服用糖皮质激素类药物。在二胎政策开放后，杨女士也来到我们的诊室要求接受助孕治疗。经过详细询问病史，发现杨女士的月经周期为3天/21～23天。考虑到年龄及月经情况，推断杨女士卵巢储备功能下降，建议她在月经期2～5天空腹就诊，抽血化验性激素和抗苗勒氏管激素，结果均提示受孕概率低，因此建议杨女士放弃二胎打算。但杨女士强烈要求助孕治疗，即使有1%的希望，她也要尽200%的努力去接受治疗。

面对这样的患者我感到很无奈，如果她接受治疗而没有怀孕，我会庆幸患者没有怀孕而避免了风险，同时也为她在助孕过程中使用的药物捏把汗。因为服用任何药物都要从肝脏、肾脏代谢出去，因此，这些药物对已经有病的肾脏来说就是一个危险物。杨女士的肾脏本来需要借助药物才能维持正常功能，现在却要多代谢一些药物，肾脏的负担加重，一旦不能代偿，后果不敢想象。而且一旦怀孕，准妈妈身体负荷加重，肾脏还要排泄胎儿的代谢物。因此，极有可能在孕期就出现肾功能衰退，甚至出现肾功能衰竭，到那时，我们医生该如何面对呢？患者可能的结局又有哪些呢？也许在医院又多了一个需要肾脏透析的患者，又有一个家庭有可能因巨额医疗费用而致贫。我们不希望出现这样的结局。这样的结局本是应该预测到，而且是可以通过选择避免的。

二胎门诊的咨询所要做的一件重要事情就是，通过孕前咨询进行风险评估、健康教育和干预，来达到减少孕期风险的目的。

本来，在医疗的干预中，安全是放在首位考虑的因素，但对这种缺乏基本医疗知识，意愿强烈要求助孕的患者，医生又能为她做些什么呢？有时候，医生会感到非常无助，内心对患者所做的决定非常不赞同，但却没有权力阻止这些不理智的选择。从表面上看，这类型的女性非常有奉献精神，为了家庭，自己做出牺牲，但作为医生的我，恰恰觉得她缺乏责任感，作为家庭成员，冒险是对家庭中的另外一个孩子非常不负责任的，而且这对丈夫来说也是很不公平的。非常遗憾的是，我们医疗机构目前还不能提供这样的咨询，比如说，家庭成员在此类事件中的参与度。医疗的人文关怀该怎么做才可以解决这样的问题？

四 妇科疾病的影响

很多女性都会关注妇科疾病对生育的影响。相当一部分计划怀孕的女性，在怀孕前都会到妇产科、不孕专科或生殖中心做相应的检查。从生育角度来说，需要关注女方的年龄、既往生育史（如曾经上环、人流，尤其瘢痕子宫）和月经情况，同时检查子宫、附件有无病变，排除生殖道感染，子宫颈的变化及宫颈的防癌筛查；通过盆腔B超检查排除明显的输卵管积水及宫腔异常，卵巢的大小以及窦卵泡数的多少、月经期2～5天的空腹性激素检查、抗苗勒氏管激素、甲状腺功能等的检查。如年龄超过35岁，有瘢痕子宫的女性，再次生育发生妊娠异常的风险比较高，医生要权衡利弊，了解女方是否适合生二胎。

如果在妇科检查中，发现有妇科疾病，比如最为常见的子宫肌瘤，那要仔细看看肌瘤的多少、大小、位置，才能决定患者是先行怀孕还是先行治疗子宫肌瘤。如果是黏膜下的肌瘤，那一定要先治疗后怀孕，如果不处理，子宫肌瘤占据了胚胎种植、生长的地方，很有可能一旦尝试怀孕就发生宫外孕。

35岁的小琴，结婚半年没怀孕。因为年龄因素积极来医院寻求医疗干预。检查发现其子宫肌壁间有4cm×5cm大小的肌瘤。已经有医生建议她尽快手术，然后再考虑生育情况，但同时告知小琴，手术后有可能等1年才可以尝试怀孕。这可急坏了小琴，本来结婚就已经晚了，现在生孩子还这么曲折，了解到我们的治疗比较专业，她特地从外地赶来向我咨询。在小琴月经期的2~5天，我给她做了性激素和抗苗勒氏管激素的检测，并在月经干净后复查了经阴道的B超检查，仔细观察子宫内膜线与子宫肌瘤的关系，同时观察双侧卵巢窦卵泡数的多少。结果发现：小琴的性激素检查中，卵泡刺激素（FSH）达11U/L，黄体生成素（LH）4U/L，雌二醇（E_2）178pmol/L；子宫肌瘤并没有影响到子宫内膜线，双侧卵巢的窦卵泡数仅有3~4个。这样的结果提示小琴的卵巢储备功能已经处于下降状态，怀孕率会受到明显的影响。因此我告诉小琴目前的生育威胁是卵巢储备功能下降的影响更大，而肌瘤目前还没有明显的影响。讨论后决定用药物改善卵泡质量，先尝试

提示

怀胎10月，对女性的身体而言，是一件很有考验的事情，不是每个人的身体都能承受生孩子的压力，要根据自身条件量力而行，尊重生命。

怀孕，计划带瘤妊娠。2个月后小琴怀孕了。在怀孕的前3个月子宫肌瘤曾经一度长到7cm，3个月后子宫肌瘤开始慢慢缩小，后期一直保持在5cm左右。小琴在到预产期时，选择了剖宫产，手术的同时去除了肌瘤。小琴现在已经是7岁孩子的妈妈了。

有位计划二胎的张女士，来我院进行孕前评估，发现主要问题是卵巢功能下降及子宫有个3cm大小的肌瘤。张女士夫妇十分纠结，听说怀孕后子宫肌瘤会增大，且会有并发症，而如果进行子宫肌瘤剔除手术，则子宫会成为瘢痕子宫，要至少等1年以上才能备孕。化验结果也提示，张女士卵巢功能下降的速度已经明显加快，1年后都有绝经的风险了，时间耗不起。考虑肌瘤位置目前不影响胚胎着床，我建议张女士积极尝试备孕。幸运的是3个月后，张女士成功怀上二胎。在怀孕的前4个月，肌瘤确有增大趋势，向子宫外生长达到6cm，但不影响宝宝，且在怀孕后期肌瘤的生长速度明显减缓。最终，张女士的二胎宝宝经剖宫产顺利降临，且在术中把肌瘤也处理掉了。

但子宫肌瘤对怀孕的确是一个威胁，子宫肌瘤生长靠近子宫底部的李女士就没有那么幸运了。李女士子宫肌瘤虽然只有2cm左右，但连续2次怀孕都在7周左右胚胎停止发育，经过详细评估后，考虑子宫肌瘤是个潜在的风险因素，后来不得不手术剔除了子宫肌瘤，肌瘤虽然小，但穿透了整个子宫肌壁。因此，要求手术后1年才可以考虑怀孕。1年后，李女士再次怀孕，后来顺顺利利自然分娩一孩。

　　子宫肌瘤是女性最常见的肿瘤，根据肌瘤与子宫肌层的关系，分为肌壁间肌瘤、浆膜下肌瘤及黏膜下肌瘤（见图1-2）。肌瘤影响受孕的程度与肌瘤的部位、大小、数目有关。子宫肌瘤常常同时发生子宫内膜增生性改变、子宫内膜异位

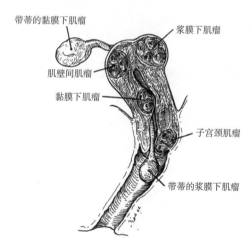

图1-2　不同解剖部位的子宫平滑肌瘤

图片来源：Berek Jonathan S.NOVAK妇科学［M］.13版.段涛，丰有吉，主译.北京：人民卫生出版社，2004.

症及附件炎等妇科疾病。而这些合并症也是导致不孕的重要原因。妊娠对子宫肌瘤的常见影响是妊娠过程中子宫肌瘤增大，尤其妊娠前4个月更为显著。随着孕期延长，子宫肌瘤的生长速度会慢下来，就可以等到分娩时一起处理。

由此可见，不同情况的肌瘤处理方式也不同，如果子宫肌瘤并没有相应临床症状，同时肌瘤体积较小，位置不影响受孕，可以先不予以处理，或者同时采用药物进行干预，减少肌瘤对怀孕的影响，以达到妊娠的结局；如果肌瘤有临床症状并且影响胚胎着床或妊娠，最好在妊娠前对肌瘤进行处理，以达到怀孕的目的并减少妊娠过程中并发症的发生。

因此，当发现妇科疾病与生育相冲突时，要冷静、积极地分析和评估疾病与生育条件的情况。最终的目的是为了在给身体造成尽量少的影响下，解决生育问题。想象一下，如果小琴选择了先手术去除子宫肌瘤，那么等1年后尝试怀孕时，卵巢功能会更差，就有可能失去自然受孕的机会而要接受辅助生育技术的治疗。这样小琴去医院和使用药物的频率会大大增加，为了生育她可能会付出更多的代价。

虽然医学和药学有了长足的发展，提高了人类的生育能力，但最好的生育应该是接受优生检查后的自然受孕。因此，计划怀孕的夫妇在行优生检查后可以尝试自然怀孕，但这要建立在有条件和一定期限的前提下。35岁前，夫妻自然怀孕的时限是1年，35～38岁是半年，38岁以上女性尝试自然受孕3个月不成功者，需要及时寻求医疗干预。而有卵巢功能减退的妇女，无论年龄大小，一定要先做基础评估，再考虑自然受孕，或根据病史判断是否需要积极进行医疗干预。时间就是孩子，别盲目一等再等，错失良机！

五　生二胎的好处在哪呢？

生二胎当然有好处了，否则之前为什么有那么多人要冒着生命危险去做这件事呢？在所有事件中，人的因素是非常重要的。因此，当二胎政策开放后，许多家庭感到欢欣鼓舞。

多生一个孩子对一个家庭到底有什么影响呢？

第一，我们国家的计划生育政策，使得传统的中国大家庭，一下子变成了三口之家的固定结构。太多的人期望家里多一个孩子。多一个孩子将来养老送终就多了一份依靠，而且家庭血缘的传承有了更大保障。

第二，多一个孩子在家里，孩子和孩子之间

的交流就容易起来。作为独生子，总是孤孤单单的，还是有兄弟姐妹比较好。孩子将来走上社会，与社会的融入也变得简单了许多。

第三，多生一个孩子，对于女性而言，也是有好处的。正常的怀胎10月，使得女性的卵巢在自然状态下可以整整休息1～2年，从而可以自然而然地减少卵巢储备功能的下降，延缓卵巢衰退的时间，这对女性来说是一件非常有意义的事情，可以减缓女性衰老的速度。也正因为雌激素的存在，使得女性寿命长于男性。因为生育，使得女性减缓衰老，降低或延迟老年性疾病的出现。同时，因为怀孕可以减少卵巢排卵的次数，也降低了卵巢癌的发病率。

第四，孩子是家庭稳固的一个纽带，因此好多人觉得生孩子对家庭和睦起到非常重要的作用。那么多一个孩子，对家庭来说更是一件好事。而且如果两个孩子在一起，他们之间相互照顾，能减轻大人的负担，当他们成人之后也可以相互照顾。还有一些人认为，生孩子就是一种投资，有人了就什么都有了。

第五，多生一个孩子，失独家庭的概率也会减低，安全系数大大增加。2013年人口学家预计，中国失独家庭未来将达到一千万，目前我国15～30岁的独生子女总人数约1.9亿，这一年龄段的年死亡率为万分之四。卫生部最新数据显示，在我国，失独家庭每年以7.6万个的速度增长，现在我国已有超过100万失去独生子女的家庭，这些家庭大多数独自承受失独之痛，独自面对养老、基本生活照顾和精神痛苦等问题。

2001年年底颁布的《人口和计划生育法》规定"独生子女发生意外伤残、死亡，其父母不再生育和收养子女的，地方人民政府应当给予必要的帮助"。这里的"必要的帮助"只是原则性规定，对帮助的形式、金额、负责部门及年龄等均未作明确的规定，缺乏可操作性。现行计划生育特别扶助制度规定"年满49周岁以上的失独父母"才能获得特别扶助，导致不少49周岁以下的失独父母距离获得特别扶助就有一段较长的"真空期"，在他们最感孤立无助时却享受不到政策的关怀。同时，随着现代生活节奏加快、环境污染等多种原因，大多数女性还不到45岁就已经无法再生了，因此以年满49周岁为限会使相当大的一部分失独家庭无法得到政策性援助。而2016年国家颁布的《人口和计划生育法》对上述问题则改为：获得《独生子女父母光荣证》的夫妻，独生子女发生意外伤残、死亡的，按照规定获得扶助。但没有说明是什么规定。如果有2个孩子，这样的问题就不再是问题了。因此，二胎政策开

提示

在计划生育之前，对妇科疾病做仔细评估，最后要采取对健康最大化、注重生育质量、尽可能少的医疗干预来进行助孕治疗。

放之时，应该把这部分低生育力或无生育力的家庭困难考虑进去，有相应的法律、法规可能可以更好地解决上述的社会问题。

由此看来，是否生二胎，应根据自己的情况，咨询专业医生，经过医生仔细的评估后再决定。

第二节
普及常见问题，提高医患沟通效率

■ 反复阴道炎，怎么怀孕呢？

海涛突然间在门诊出现了，我愣了一下，不是前天才提示卵泡优势，回家同房了吗？已经交代这个月不用再回来了。海涛坐下来，还没等到我开口，急切地说："大夫，自从计划开始要孩子起，我就有问题了。每次一同完房，第二天我肯定瘙痒难耐。您不是让我同房试孕吗？可今天我实在痒得受不了了。"听她陈述反复出现同房后瘙痒的问题，我赶快了解其丈夫的情况，并了解同房的详细情形，同时给她做了妇科检查而且取分泌物进行化验。1小时后结果出来，果真是有念珠菌感染：孢子和菌丝同时存在。这种情况下患者必须接受治疗。我建议海涛让丈夫也到医院来看看，海涛说老公检查过了，没事。我耐心告诉海涛，因为男性的生殖器暴露在外，因此不容易长细菌，但也可能携带病菌而自身不发病。可是同房后，女性阴道内的湿度、温度适宜，是良好的培养基，这样在男性生殖器上不能繁殖的细菌，通过同房在女性的阴道内开始大量繁殖，然后就表现为女性患有阴道炎了。当患有阴道炎时，女性阴道内的pH（酸碱度）会改变，改变的酸碱度可能会影响到精子的生存力。而且由于炎症刺激，局部的免疫细胞激活杀死炎症细胞，同时有可能把精子也杀死了。因此有的女性就因为这简单的阴道炎而没法受孕。比如，这念珠菌感染，阴道内酸碱度会由原来的中性变为酸性，此时同房，精子即可能被酸性环境杀死而减少了怀孕机会。后来在海涛丈夫的尿道中也培养出有真菌感染，而先前常规的普通涂片检查从来没有发现男方有炎症。因此，丈夫也积极配合用药治疗。类似这种情况，女方表现为反复发作的阴道炎，且治时有效，过后失效，需要反复治疗，却往往忽略了对其性伴侣的治疗。

　　根据情况，我决定给海涛开点局部使用的药物。海涛马上说，您不是让试孕吗？我这用药了，将来孩子会有问题吗？我和她说："这么早期，种子（胚胎）还没有来得及去到土壤所在地，这段时间用药是安全的。这会儿，即使精卵结合了，等它们从输卵管走到子宫腔也得5～6天时间呢。"听我这么一说，海涛带上药放心地走了。有时候，简单的阴道炎就让女性心力交瘁，无法应对。

■ 支原体阳性，有救吗？

支原体感染是性病，会传染，夫妻双方要一起治疗。因为与性病有关，不少夫妻因为看到检查结果呈支原体阳性，而导致夫妻双方互相猜忌，甚至引发家庭风暴。那么，支原体究竟是什么呢？

支原体是介于细菌与病毒之间的一种个头很小的微生物，对人类有致病性。可感染人体的支原体有很多种，而与妇科疾病有关的主要有2种：解脲支原体和人型支原体。其实，支原体属于阴道常见细菌群中的一种，正常情况下没有致病性。只有在菌群失调的情况下，支原体的数量急剧增加，才具有致病性。又因为，支原体最喜欢居住的地方是宫颈上皮细胞，因此，当支原体繁殖使得阴道菌群失去平衡的时候，就具有了致病性，而且有可能会影响宫颈黏液的分泌，从而影响怀孕。在临床上，不孕症患者及流产患者中，支原体培养的阳性率也是远远高过生育人群的，因此，发现了支原体感染，常常建议治疗。

目前，支原体的检测采用液体培养法。液体培养法的原理为：解脲支原体和人型支原体分别

提示

生殖道的炎症是在提高生育能力治疗中第一位要排除和治疗的对象。治疗简单而且极其有效。如果炎症与同房有关系，切记，夫妇双方需要同时治疗。

利用液体培养基中的尿素和精氨酸，分解后产生氨气和二氧化碳，含酚红指示剂的培养液随着pH升高而由黄色变成红色，据此来判断是否有支原体生长。实际上，这是利用微生物生物化学反应来达到检测目的。但这种检测方法的干扰因素多，准确率低。阴道内杂菌过多时，样本接种到液体培养基内也会导致pH增高或降低，前者导致假阳性，后者导致假阴性。

　　考虑到实验方法的缺陷，以及不孕流产的病因中感染也是一个重要因素，一般要求夫妻双方都做化验检查，若都为阳性，则根据药敏试验服药1个疗程。因为通过性生活，支原体能在性伴侣中相互传染，因此需要夫妻双方一起治疗。正规治疗1个疗程以后，一般不再进行第2个疗程的治疗，因为过多使用抗生素治疗后，会出现副作用，导致菌群失调。因此，在治疗中要根据患者的病史考虑各种化验结果在每个人疾病治疗中的意义。例如，一个霉菌性阴道炎患者，同时伴有支原体阳性时，可能就是因为霉菌的过度繁殖而导致阴道菌群失调，使得支原体化验阳性。等治疗好霉菌性阴道炎，再检查支原体的时候可能就已经是阴性而不再需要治疗了。

　　现代医学一直在追求精准治疗，而信息传播的便利性，让很多患者，甚至我们自己的医务同行，都会随手经微信上传一张化验单而期望医生朋友解决疾患。其实，每一张化验单都应根据患者当时的情况来分析，而把化验单独立出来诊断疾病，这对疾病的诊断和治疗都是非常不可取的。

传统意义上大家把性病等同于"花柳病"，与不洁性生活、多个性伴侣有关系。而现代意义的性病，是把与性生活有关的病都归为性病。因此，了解医学术语涵盖的内容，可以减少误会。作为医生，也要让患者了解检查、化验存在的假阳性及假阴性的意义，这样才更有利于不孕及流产患者的治疗。

第三节
如何做到生殖健康

法沙拉曾经将生殖健康定义为：人们有能力调节他们的生育；妇女能安全妊娠并分娩；妊娠得到母婴存活和健康的结局；夫妇有和谐的性生活而不必担心非意愿妊娠和染上疾病。

生殖健康表示人们能够有满意而且安全的性生活，有生育能力，可以自由决定是否生育、何时生育及生育多少。

上述定义可以将生殖健康的主要内容归纳为以下6点：

1. 有满意而且安全的性生活。

2. 有生育能力。

3. 可以自由而且负责任地决定生育时间和生育数目。

4. 夫妇有权知道和获取他们所选取的安全、有效、负担得起和可接受的计划生育方法。

5. 有权获得生殖健康服务。

6. 妇女能够安全地妊娠并生育健康的婴儿。

　　我们来看看对于诊断为多囊卵巢综合征的患者是如何做到上述的生殖健康的呢？

　　阿静是我一个老乡的女儿。14岁月经初潮，来月经之后发现月经有问题，来过一次月经以后半年都没有动静了。阿静妈妈问我，孩子来过一次月经，然后半年都不来了，要不要管一管呢？考虑到孩子已经身高1.6m，体重约50kg，体格发育没问题。从医学角度评估，月经应该规律来了才对，而且近2年她的确进入了快速生长期，2年内身高长了15cm左右。因此，我建议带孩子来医院检查一下。检查后发现，阿静的卵巢很大。在B超下发现卵巢里边的黑色小泡泡非常多，用医学术语来说就是窦卵泡非常多。半年没来月经，子宫内膜都有15cm厚了，而这样的检查结果提示应该来月经。我开了7天的地屈孕酮给阿静口服，停药没几天阿静就来月经了。像阿静这样的孩子，来月经没多久，在医学处理上能不干预的尽量少干预，因为生殖系统发育不完全，特别是有些青春期的孩子，下丘脑-垂体-卵巢性腺轴发育迟缓也是正常的。但检查化验的结果却发现阿静并不属于发育迟缓，她如果不吃药就不来月经。阿静的卵巢是典型的多囊样改变，这种疾病与大家熟悉的多囊卵巢综合征类似。但在青春期一般不会马上诊断疾病，因为在发育过程中，有些人的确会慢慢恢复正常。

在门诊常常遇到被诊断为多囊卵巢综合征，不能怀孕而来就诊的患者。那像阿静这样子怎么办呢？明确阿静的情况以后，我还询问了阿静的爸爸、妈妈、爷爷、奶奶以及阿静的外公、外婆是否患高血压、糖尿病以及患病时间，同时给阿静检测了空腹性激素、血糖和胰岛素，检测结果无异常。因此，我判断阿静只是简单的卵巢多囊样改变导致不来月经，也就是卵巢无法排卵而无月经来潮。随后我给阿静制定了如下治疗措施：如果50天内都没有来月经，就吃7天的地屈孕酮片，然后停药等着月经来潮。这样的治疗持续到阿静结婚。阿静24岁结婚了，在计划怀孕的前3个月，我给他们夫妻双方做了相应的孕前检查，同时调整了药物的使用。从月经第5天开始使用短效避孕药（让卵巢休息，按时有月经来潮，但卵巢没有排卵），给她调理月经。服用过3个月的短效避孕药之后，让阿静夫妇先自行尝试怀孕。而且从月经的第13天到第15天开始用B超监测卵泡发育情况，看有没有优势卵泡发育，直到月经的第22天，超声下发现有一个直径大约20mm的液性暗区，也就是我们说的成熟的卵泡出现了。注射了一次HCG后，指导夫妻双方隔天同房2～3次，并且服用地屈孕酮14天。之后，阿静自己验尿竟然发现有两条杠。阿静怀孕了，抽血化验了血HCG后，评估其胚胎质量还不错。于是，等到差不多怀孕7周时做B超检查，发现有胎心了。以后就建议阿静做常规的孕期检查。阿静在怀胎10个月之后顺利自然分娩了第一个孩子。在哺乳期结束后，阿静又不来月经了。与之前一样，如果50天都没有月经来，就开始吃7天的地屈孕酮片，然后停药等月经来潮。这样的治疗一直持续到国家二孩政策开放，阿静计划生育二孩。与之前一样，给阿静做了相应的孕前检查，同时也做了空腹血糖和胰岛素的检查，结果均正常。采用短效避孕药调整月经3个月，仍然采用自然周期检测是否有优势卵泡的发育，可是这一次远不如上一次那么幸运，阿静自然周期没有优势卵泡发育。吃地屈孕酮片让她来月经，等来月经之后，开始了促排卵治疗。服用药物后有卵泡发育，指导同房尝试怀孕，非常遗憾失败了。等第2次月经来潮，同上一周期一样，又开始了促排卵治疗，指导同房尝试怀孕。这一次阿静验尿的时候又呈阳性。

多囊卵巢综合征并不仅仅影响月经，也影响怀孕，它其实也会影响到人的代谢功能。在医学上，我们把这种疾病叫作代谢综合征。但这种病并不可怕，就像一个人患了糖尿病或高血压病等慢性病，适当控制，这些疾病对人体并不会有生命威胁。多囊卵巢综合征很难彻底治愈，许多生育年龄的女性，因为被诊断为多囊卵巢综合征而出现焦虑、担忧，甚至有些姑娘不敢踏入婚姻的殿堂。其实只要早点发现，尽早干预，提早控制，完全可以把这种疾病对生育及健康的影响降到最低。例如，使用简单的促排卵药也可以得到非常好的生育结局。可是非常遗憾的是，许多家长或者患者在月经异常的早期并没有引起重视，同时还担心长期服用药物具有成瘾性（因为患者观察到吃药来月经，不吃药无月经来潮。有人把这种情况称为成瘾性），其实这种看法是不对的。成瘾（addiction）是指个体强烈地或不可自制地反复渴求滥用某种药物或进行某种活动，尽管知道这样做会给自己带来各种不良后果，但仍然无法控制。有些成瘾者多次努力地去改变，但却屡屡失败。服用药物让月经来潮，并没有引起不良后果，而且停药后也并没有出现无法控制的现象。由于对这种治疗误解使得许多患者不能够坚持治疗，最终导致疾病并引起相当多的并发症，从而使得治疗难度加大。

在青春期之后，月经就应该规律来潮，女性才有第二性征出现，生殖系统发育正常，使得生育期有好的生育能力，顺利成为母亲。但如果月经来潮不正常，生殖系统发育就有可能受到影响。闭经或月经稀发的女性，在生育期有可能出现子宫偏小，宫颈偏短，待将来怀孕之后有可能出现中期流产，等流产之后检查会发现存在宫颈机能不全的现象。或者出现早产之后才发现自身的宫颈机能不好。

每月一次的月经来潮，对生殖系统有自净功能，但长久不来月经，无形之中会增加盆腔感染机会，因此，常常见到许多从来没有怀孕的女性出现双侧输卵管堵塞或积水，这种现象在诊断为多囊卵巢综合征患者中出现的概率较大。最终，因月经异常导致生育条件不佳而失去自然怀孕的机会。幸好，现在科技发达，医学技术的进步如腹腔镜和试管婴儿技术可以解决这部分人的生育问题。

再给大家看一个病例。彩虹姑娘美丽大方，身材苗条，是众多男人期盼的另一半。但28岁的彩虹，却有一个大问题，来月经时疼痛难忍，月经量极大，无法工作，常常要请假卧床，甚至要上医院注射止痛针和止血针。

5年前，第一次在门诊碰到彩虹，着实让我担心。她面无血色，难以端坐。问过病史之后，先

提示

任何疾病都重在预防。如果预防工作做得好，治疗难度低，效果好。生育也是同样的，人体的八大系统，生殖系统更为脆弱，因此，平时更应该在不同时期注意生育力的保养。特别对青春期月经不规律的女性，要及早纠正不规律月经。不规律的月经有可能导致生殖系统发育异常，盆腔炎症的出现率增加，进而影响未来的生育能力。

止痛，然后我建议她另找时间检查，看是否有什么妇科病造成她现在的症状。检查之后发现彩虹真是有妇科问题。B超提示子宫大小为78mm×69mm×59mm，远远大于正常人的子宫（30mm×40mm×50mm），而且子宫基层光点不对称，子宫前后壁也不对称。这些结果提示彩虹患有子宫腺肌症。这种疾病的典型特点是：痛经进行性加重，月经量增多。这两个特点彩虹都很明显。彩虹的血常规检查显示血红蛋白为7.5g/L，这已经是中度贫血了。进一步了解情况得知，彩虹与前男朋友分手了，现在没有男朋友，一时半会还没有机会结婚生子呢。

综合这些情况后，我与彩虹进行了一次深层次的沟通，不仅仅是治疗疾病，还与她探讨了将来生育的问题。建议她先用药物控制疾病，等待血红蛋白正常之后，我建议她先使用一个能够治疗这种疾病的宫内节育环。这种环含有药物成分，每天释放固定剂量，起到控制症状和延缓疾病进展的作用。直到2年前，彩虹有了未婚夫，打算怀孕时把环取了，我建议她观察月经量再决定是尝试怀孕还是先行检查。取环后第3个月，彩虹竟然顺顺利利怀孕了。现在她已经是一个1岁孩子的母亲了。

在没有生育之前，就建议患者上环，这是大多数患者无法接受的一种治疗和预防疾病进一步发展的方法。因此，普及这些医学知识，改变传统观念是非常有必要的。

第四节
关注一孩心理健康，分担抚养者的育儿负担

中国实行了30多年的独生子女政策，在控制人口增长带来卓有成效的社会效益的同时，也带来了独生子女特有的心理健康以及失独家庭的重大心理创伤等问题。很多家庭都是五六个大人围着一个宝宝转，受到专宠的"小皇帝""小公主"看起来挺风光，其实作为独生子女，心理上总是孤孤单单的。

人类是需要社会化的高级群居生物，同胞竞争有利于孩子以后更好地应对社会竞争，有同胞的孩子，在成长的过程中不断进行着同胞间的分享、承让、理解和竞争，而这种竞争是有血缘关系的、相对安全的竞争，有利于孩子社会适应能力的逐步提高，成年以后大部分遇到困难情绪更为稳定，相对能更好地应对社会生活。

因此，独生子女政策向二胎政策的转变，从儿童心理发展的角度来看，将消除对独生子女的过度保护所造成的儿童自我为中心的观念，极大促进儿童的心理健康成长。

但是，二胎政策也会给家庭带来很多困扰！媒体曾报道徐州一13岁女孩因母亲怀孕二胎出现情绪问题，以死逼迫母亲打掉了二胎。同样的问题也在我的诊室中出现。小敏42岁，不小心怀孕了，又刚刚赶上了二胎政策的放开，夫妻俩满心欢喜地想再生个孩子。可是家中上初二的女儿得知这件事情后，竟然以死相逼，如果妈妈要肚子里的孩子，她就离家出走。迫于无奈，怀孕11$^+$周，小敏来我们医院做了人工流产。这些事件的出现，大多是因为中国实行了长时间的独生子女政策，社会及孩子已经认可独生子女家庭是常态家庭，头胎孩子独自享有父母的宠爱的观念在社会和家庭已经深深扎根，孩子以自我为中心的观念已经形成，在头胎孩子没有心理准备的情况下，父母要第二个孩子，头胎孩子容易产生自己所享有的爱被分割、侵占，甚至有可能出现被父母"抛弃"的感受，导致情绪不稳，容易出现激惹、冲动或退缩行为，严重者可能被诊断为儿童期的心理疾病：同胞竞争障碍。很多家长生二胎的最大目的是害怕独生子女孤独，希望两个孩子将来能有个照应。但在决定生育二胎时，要尊重第一个孩子的意见。如果第一个孩子已经18岁或者上大学了，他们已有了独立的生活，此时此刻，你说生一个弟弟或者妹妹给他做伴，他们可能在家的时间已经非常少，不需要有这么小的弟弟或者妹妹来陪伴，对他（她）而言，或许是个负担。因此，需要创造条件让两个孩子接触交往，正确地引导，培养孩子间相互关爱的机会。所以，不管如何忙、如何累，一定要让两个孩子一起生活，经历过最初的鸡飞狗跳之后，家长会发现，大孩子在很多方面都能助父母一臂之力。

文馨已经44岁，女儿17岁。二胎政策开放之时，远在国外留学的女儿，立即与爸妈主动讨论这个话题。第一次的反应：你们年纪这么大了，还生孩子，如果你们生，那不如过2年，我多生几个给你们养吧。而且，孩子从优生的角度好好教育了一番爸妈。等女儿第二个暑假从国外回来之后，又再次与爸妈讨论起该问题，看法却改变了。女儿表示，如果你们想要自己的孩子也可以，但不可能与我能有很好的交流，将来你们老了，我也可以帮你们带带你们的孩子。这可能与孩子在国外，不同的生活环境与文化对她造成的影响有关。

阿凤今年35岁，大女儿9岁，二儿子7个

月。阿凤时不时发现大女儿悄悄掐弟弟的脚丫或腿。一
家外出，她坐小孩椅，弟弟被妈妈抱在怀里。这都会让
这个9岁的孩子不安。面对这样的问题，聪明的阿凤从
来没有批评过女儿，而是把弟弟的伤口给她看，让她了
解自己的行为对弟弟造成了什么影响，使得她主动向妈
妈认错。阿凤就从这些生活小事一步步引导女儿接受弟
弟。当然，阿凤也尽量照顾女儿的感受，常常换位思
考，更加关注孩子的心理健康。家长切不可把两个孩子
比来比去，使得他们心生嫉妒，出现心理缺陷从而导致
成年之后的个性缺陷和精神心理疾病的出现。一定要帮
助大孩子重新建立家庭角色认知，要让他（她）有一种
潜意识的自豪，因为要当哥哥或者姐姐了，未来的那个
小屁孩将归他（她）来指挥，逐渐培养孩子包容、接
纳、关心和照顾别人的情感。

　　另外，家中唯一的小孩，从出生以来根深蒂固地认
为家中就只能有一个孩子，突如其来的变化，让他们不知
所措，觉得自己突然间被冷落了，没有人爱了。这容易产
生2种情况，一种是慢慢接受了另外一个家庭成员，另一
种是产生抵触心理甚至仇恨心理。每个孩子都是独特的宝
贝，父母应注意观察每个孩子的兴趣、爱好，发现孩子的
独特优势，鼓励他们做最好的自己。而一旦出现冲突也是
正常的，家长一定要在公平的基础上让两个孩子自己处

理问题，这不仅能让孩子学会和小朋友交往，更能培养两个孩子深厚的亲情。因此，再生一个孩子之前，最好和孩子商议，尤其是对年龄比较大的孩子，需要了解孩子的想法，尊重孩子，并让孩子了解到再生一个孩子的好处，而且也保证不会减少父母对他/她的爱，让孩子参与到增加家庭成员的计划中。希望大家调整好心态，认真思考开放二胎政策对自己的影响，合理安排生活与工作，拥有一个幸福安康家庭。

其实，无论生育一个还是两个孩子，都不是主要问题。在我来看，如何把家庭气氛维护好，不仅仅有能力养育孩子，更要有能力引导孩子，才是合格和优秀的父母。二胎生育需求中，年龄偏大、工作清闲的女性需求居多。40多岁，工作蒸蒸日上，在工作岗位上处于重要地位的女性，更能清楚地考虑年龄因素导致的生育结局以及对家庭生活的影响。其实成人自己一定要有目标意识，即使为人父母了，也要继续努力。父母的人生应该是完整的，不能被孩子所隔断。做到这点，反而对孩子的成长更加有利。这才是真正爱孩子，也爱自己的父母应选择的路。

在这一点上，我们要想想，现在我对孩子的

所作所为是不是出于真正的爱？我是否被一定要为孩子无条件牺牲的这种价值观所包围，执着于孩子，而忽视了让自己成为被孩子所尊敬和爱戴的父母？我是否将孩子看作是去完成自己未完成的梦想的代理人？父母生育了孩子，但并不能拥有孩子。父母和孩子从一开始就是各自独立的，大家都有自己的人生之路要走，如果爱孩子，就不要只是做个好父亲好母亲，首先努力做好自己，使得自己变成孩子的榜样。

生活中，我常常听到女性们抱怨，自从有孩子之后，我要陪孩子学习，上各种补习班，我这些年都荒废了。我不支持这样的生活模式，每一个孩子都是一个独立的个体，陪伴有多种多样，可以自己与孩子一起学习啊，为什么要选择放弃式的陪伴呢？实际上，放弃式的陪伴，剥夺了孩子的自理机会，剥夺了孩子的自我成长，反而不利于孩子的发展。

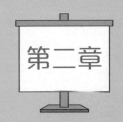

第二章

高龄妇女二胎指引

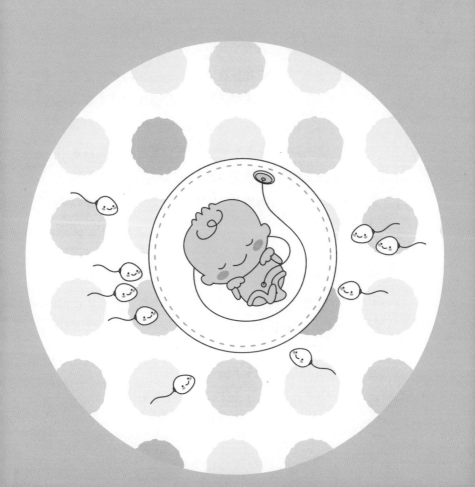

第一节
孕前评估有什么意义？如何评估受孕能力？

生二胎与生头胎有什么不同？孕前评估有意义吗？作为一个女人，生孩子是天赋权利，有必要搞那么复杂吗？过来人总觉得现在的年轻人矫情，生个孩子总是要上医院。这到底是不是有必要的呢？我们来看看下面的案例。

小丽，朋友的女儿，32岁，二胎放开，这不刚好赶上吗？之前小丽身体健康，月经也正常，政策放开后第2个月，月经干净就取了环。无任何担忧和压力下，小丽开始尝试怀孕，生活无任何改变，只是不再采取避孕措施，她原本的生活习惯就很好，而且先生无任何烟酒等不良嗜好，每周都有锻炼。第一个儿子刚刚3岁，还在适应幼儿园的生活。12月份月经未如期而至，小丽去药店买了一条早孕试纸，检测后，两条杠出现了。小丽悄悄地把它扔掉，未做任何声张，晚上睡觉前告诉先生好像是有了，验尿阳性。先生说是不是去医院检查一下有保障，小丽说第一个也是这样，我们要等到3个月才可以去检查呢。叶酸已经在吃了，因此，只需要等。过了1周安然无恙，小丽开始有一点早孕反应，但还可以忍受，因此没有理会。第2个周末，小丽带儿子去外面玩，中午吃过饭之后，开始觉得肚子不舒服，之后越来越严重，无奈之下，小丽去医院急诊科就诊，超声结果出来，医生要求立即住院，有生命危险。这突如其来的事情让我朋友一家六神无主。原来小丽是宫外孕破裂，需要马上手术。

怀二胎这么不靠谱吗？怎么好好的人突然间就出现这种情况了？有机会降低这种风险吗？小丽还可以有其他选择吗？

宫外孕手术切除了一侧输卵管，手术后小丽情绪低落，非常抵触再次尝试怀孕，原来怀孕如此美好的一件事情，也可以发生如此可怕的结局。因为职业原因，我们坐到了一起，讨论小丽接下来怎么再次怀孕。了解情况后，我建议她到医院做一些基本的检查与化验。超声结果提示子宫内膜不均匀，再加上宫外孕的病史以及月经量一直不是很多的这些因素，我建议她在月经干净后做宫腔镜检查。这种检查是帮助了解子宫内膜的情况。如果把胚胎比作种子，那么子宫内膜就是土壤。种子发育得好坏，与土壤是有直接关系的。检查结果提示小丽的子宫内膜有一些轻微的宫腔粘连，检查的同时就把有粘连的地方进行分离，并在术后给予消炎和激素治疗，帮助有问题的子宫内膜修复。后来小丽再次月经来潮，月经量有所改善，无任何不适。紧接着我又建议她做子宫输卵管碘油造影，明确剩下一侧的输卵管是否通畅，并间接观察子宫腔的情况，了解月经量的变化。2个月后建议小丽自行尝试怀孕，再过1个月后，小丽验尿又出现了两条杠，积极来医院检查化验，并及早确定了宫内妊娠。

小丽第一次怀孕，没有什么特殊检查，为什么就可以顺顺利利地生孩子，第二次却就有问题呢？原因是多方面的。

第一，由于年龄增加，生育相关器官如子宫、输卵管和卵巢的功能都有衰退和下降。第二，小丽生孩子之后有上环、取环的宫腔操作史，这就有可能让子宫内膜受损，从而使得胚胎寻找不到合适的生存地方而跑到输卵管居住下来，结果导致宫外孕。

从这个案例来看，在尝试怀孕之前，先评估生育能力是非常有必要的。如果小丽在怀孕之前发现了这一问题，直接做个宫腔镜检查可能就纠正了受损的子宫内膜，然后再怀孕，这样可以降低怀孕后不良事件的发生。这么一来，小丽会不会更开心些，从而避免一次意外的手术呢？

然而，对于那些失独家庭的高龄女性，又要如何解决面临的生育需求呢？2016年8月1日，天津港消防队员蔡烈士牺牲近1年后，其母亲刘女士顺利生下一名男婴。43岁的她承受着身体和心理的痛苦，通过做试管婴儿，高龄受孕、生产。当时医生告诉她，43岁的她做试管婴儿的成功率只有5%，为了能增加成功率，她在取卵时坚持不用麻醉药。年龄大了，怀上宝宝后担心流产，早孕期间在医院打了四天四夜的针，后期身体不适明显增多，总是感到腰酸背痛。很幸运，新生命在建军节这天来临了。

然而，很多人未必像刘女士那么幸运。有些做试管婴儿的年轻姑娘，有的成功率预计有70%，但花费20多万元，试过多次后，依然一无所获。

对高龄女性而言，应该如何备孕呢？该接受怎样的检查和治疗呢？

高龄对生育的影响，路人皆知。三难两高（怀孕难，助孕难，保胎难；流产率高，妊娠并发症高）。想要成功怀孕并没有那么简单，因为怀孕是各种复杂因素和事件的有机结合。很多备孕妈妈都希望自己顺利怀孕，更希望自己能优质怀孕，那么怀孕前的准备工作是必不可少的。对于高龄女性，在孕前更是需要先判断自己的受孕能力。

那怎样判断自己的生育能力呢？

对于计划二胎的高龄妈妈们，对生育一定要有一个科学的认识，《黄帝内经》中岐伯曾告诉黄帝：女子七岁，肾气盛，齿更发长。二七，而天癸至，任脉通，太冲脉盛，月事以时下，故有子。七七，任脉虚，太冲脉衰少，天癸竭，地道不通，故形坏而无子也。因此，在49岁左右女性进入绝经期。理想的生育年龄是24～29岁，对于已错过了最佳生育年龄的女性，接受怎样范围的助孕技术是合适的呢？

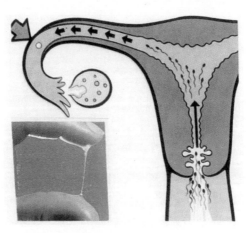

图2-1　排卵期同房

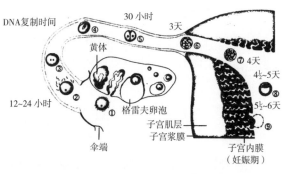

DNA复制时间　30 小时　3天

黄体　4天

4½~5天

5½~6天

12~24 小时

格雷夫卵泡

伞端

子宫肌层

子宫浆膜

子宫内膜
（妊娠期）

图2-2　受精卵形成，胚胎植入

图片来源：Jerome F. Strauss，Robert L. Barbieri. Yen & Jaffe生殖内分泌［M］. 5版. 林守清，主译. 北京：人民卫生出版社，2006.

　　在计划二胎时，根据自身情况，要对生育的4大条件做一个基本的评估。生育4大条件为：卵子、精子、输卵管和子宫内膜（见图2-1，图2-2），这4个条件必不可少。有质量优良的种子（精子与卵子），在合适时机（排卵期），比如观察到有鸡蛋清样的白带时，同房后精卵结合，受精卵形成，胚胎开始发育并及时到达宫腔底部（输卵管通畅，功能好），且土壤肥沃（子宫内膜发育良好）适合胚胎发育。

　　无论是评估一个不孕症患者还是一个反复流产的患者，首先要考虑这4个条件好不好。这个时候就体现我们常常讲的木桶效应，因为生育本来就不是一种疾病，是否能生育需要把4大条件中的短板找出来，提高它的高度到一定水平的时候，生育就变成了自然而然的事情。

在门诊见到不少求医的患者，告诉医生"我2年前做过输卵管检查是正常的，前几个月检测排卵也是正常的，老公的精子3年前检查也是没有问题的"，总之，什么都好，就是没有怀孕。为什么呢？就是因为这些"好"不是在同一时间发生的，这段时间她只是关注了排卵，另一段时间又只是看了看输卵管情况，然后得出结论：任何异常情况都没有发现，就是不怀孕。像这类患者很有可能就像我们说的亚健康状况。医生所要做的，就是通过不同方法调理，让患者的各项指标尽快在同一时间达标，几个月后就自然怀孕了。

另外，也会见到2～3年还没有怀孕过的女性，她们做过非常多的超声检测，卵泡大小的评估，指导同房怀孕。有无数张抽血的验单，但是没有丈夫精液分析的检测，也没有做过一次正规的输卵管检查。

在门诊见到太多的40岁左右的女性，半年前怀孕流产了，现在计划二胎，却非常抵触做一些基本的生育条件评估的检查，认为浪费钱，也浪费时间。这里，我一定要提醒这些女性：上一次流产，虽然证明你能怀孕，但并不能代表下次怀孕也容易。特别是年龄大于38岁的女性，很有可能是怀孕困难，而且怀上也容易发生流产。

小明来到门诊就诊的时候，已经流产4次了，做过很多检查和治疗，包括4次免疫治疗，而且已经测到封闭抗体阳性。现在想要我指导她怀孕。花了近1个小时的时间，我把她这两年来所有的化验单和检查单详细地整理了一遍。按照木桶原理的短板效应，我对她进行了非常仔细的评估，竟然发现她从来没有做过输卵管的检查。然后我就问她为什么没有做子宫输卵管的造影检查呢？她告诉我说她是可以怀孕的，输卵管一定是好的，否则是怀不上的。还问我为什么要做这些不必要的检查呢？

患者的这一问，让我觉得很有必要让大家了解一下子宫输卵管检查能告诉我们一些什么信息，为什么在已经生育过的患者中，仍把子宫输卵管检查列为一个最基本的检查呢？

■ 输卵管的检查

输卵管是精子与卵子相遇的地方，犹如牛郎织女在鹊桥上相遇。当卵巢排出卵子后，输卵管漏斗部便"拾捡"卵子，运送到输卵管壶腹部，遇到精子，在此形成受精卵并借助于输卵管的蠕动性收缩和纤毛的摆动，将受精卵推送至子宫腔（见图2-2）。

输卵管通畅是受孕必不可少的主要条件之一，输卵管的管腔比较狭窄，最窄部分的管腔直径只有1～2mm。当发生输卵管炎或盆腔炎时，输卵管的最狭窄部分及伞端很容易发生粘连或完全闭锁，导致精子和卵子不能在管腔内相遇，从而造成不孕。输卵管因素是确定的最常见的导致不孕的病因，30%～40%的不孕症女性存在这种情况。导致输卵管疾病的原因多种多样，包括感染、盆腔手术以及子宫内膜异位症等。人工流产不是导致输卵管炎症的主要原因，但也有一定的关系。由于输卵管直接与宫腔相通，且人工流产又是一种有创操作，因此做过人工流产的女性患输卵管炎症的可能性大。由于病原体感染引发输卵管炎甚至输卵管积水，皆影响输卵管的运输功能。受精卵因某些原因在输卵管被阻，而在输卵管的某一部分着床、发育，发生输卵管妊娠，俗称"宫外孕"。

输卵管是一个有功能的器官，不是单纯的管道，造成粘连的根本原因是炎症的存在。以为输卵管是下水道，堵了通一通就行了是极其错误的认识。对生育而言，不仅仅要输卵管通畅，更需要有功能好的输卵管，才有希望完成生育任务。

引用北京大学深圳医院淼哥的讲法，受精卵要能被牙刷般大小的输卵管成功抓获才能继续匍匐前行。看过《火星救援》的应该知道，就像在浩瀚的宇宙，女船长要把男主人公一把抱住，时机稍纵即逝，失败意味着今生不再相见。这条输卵管，必须是柔软的，没有羁绊的。如果僵硬没有弹性，和周围粘连无法自由活动，那么就麻烦了。要么，它无法抓到受精卵，好不容易成功牵手的受精卵，就会坠入第5层宇宙，直接在黑洞般的腹腔里被吸收；要么，它无法把受精卵送到宫腔，半路撂摊子，宝宝搁在了输卵管里，受精卵继续分裂、生长，到达一定程度，就会把可怜的输卵管撑破。如果万幸，那么受精后的96小时，受精卵能够抵达子宫里面可以躲过一劫。

检查输卵管是否堵塞是不孕症患者不可缺少的最常规的做法。输卵管的检查方法有：输卵管通液检查、子宫输卵管碘油造影检查、超声下子宫输卵管造影检查、宫腔镜下输卵管通液检查、腹腔镜下输卵管通液检查等。经典的输卵管检查依然是子宫输卵管碘油造影检查。

输卵管通液检查：根据注入液体的体积以及是否有阻力和回流来判断输卵管的通畅性。由于女性子宫的大小差异导致容易误诊，并对于输卵管积水的误诊率较高。输卵管通液只靠医生主观感觉、注药阻力和经验来判断，有一定的盲目性，也可能出现假象；而且由于通液，可能会刺激盆腔器官的牵拉而使得输卵管挛缩，从而得出不准确的结论，或有输卵管积水的女性去通液，一般无任何不适，反而会增加输卵管积水的严重程度，从而加重病情。在用于诊断技术上，输卵管通液术已经被子宫输卵管碘油造影代替。我常常会把通液当作一种治疗手段，使得手术后或其他治疗后的输卵管短期功能增强，提高患者受孕能力。

子宫输卵管碘油造影检查（见图2-3，图2-4）：子

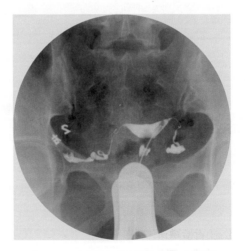

图2-3 子宫及双侧输卵管全程显影

宫输卵管造影是在X线机（DSA）引导下医生通过电视屏直视采用同轴导管系统，经阴道、宫颈、子宫、子宫角向输卵管开口插入专用导管，经导管注入造影剂来显示输卵管的一种检查方法。这种方法可完全避免由于宫角痉挛造成的假性输卵管不通，以及常规子宫输卵管造影过程中由于输卵管导管堵塞宫角所造成的一侧输卵管不能显影而引起的诊断困难，或由于流体动力学原因造成的造影剂只流向一侧输卵管而另一侧输卵管不显影或显影不佳所引起的医源性假性输卵管不通。子宫输卵管造影能排出和冲洗某些黏液栓子、细

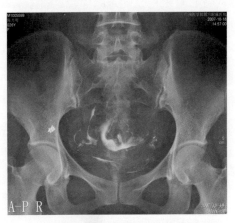

图2-4　24小时后碘油广泛涂布，输卵管内无碘油残存，可见碘油进入盆腔区

胞碎屑及其他分泌物，不仅提高了诊断的准确性，并且有一定的治疗作用，因为油剂的表面张力作用对输卵管治疗的作用远远大于水剂。图2-3、图2-4是一个完整的正常的子宫输卵管碘油造影结果，不仅提示输卵管的通畅情况，也间接反映盆腔情况。因此，计划尝试怀孕的患者应该首选子宫输卵管碘油造影。当然，碘油造影也有缺陷：接受射线，需要等待2个月之后才可以考虑受孕。常规子宫输卵管碘油造影由于操作熟练程度、输卵管痉挛、黏液梗阻及子宫腔的扩张性疼痛等原因，有高达20%的假阳性。如果盆腔炎症严重，可以形成一些肉芽肿，但这种情况出现率极低，因为在子宫输卵管造影之前要做排除生殖道炎症的检查，包括最为常见的支原体、衣原体及淋菌感染检查，因为它们容易寄生在输卵管。注意是在月经干净3~7天后不同房才可做检查，尽最大程度降低感染风险。此外，子宫输卵管碘油造影也可以判断子宫颈、子宫和输卵管是否发育畸形，以及了解子宫腔内的情况，如是否有宫腔粘连，宫腔有息肉、黏膜下肌瘤等异常情况。如果发现输卵管阻塞，同时可以进行子宫输卵管的介入治疗。

对于子宫输卵管介入治疗而言，输卵管近端的阻塞比远端的阻塞介入治疗后的再通率高，受孕率也高，即间质部、峡部的阻塞疗效最好，壶腹部的阻塞疗效次之，而伞部的阻塞疗效最差。因为近端阻塞的炎症范围较局限，而伞部则因慢性输卵管炎大都为双侧性，伞端可部分或完全闭锁，并与周围组织粘连，即使行再通术，在宽大的伞部开一小孔也难恢复伞端"拾卵"功能，不尽人意。子宫输卵管碘油造影及再通术是治疗输卵管近端阻塞性不孕的有效方法。其操作简便、安全，疗效确切。

　　超声下子宫输卵管造影检查：超声检查下注入超声造影剂，观察其在子宫输卵管及子宫直肠窝的影像（图2-5）。由于生理盐水等为低回声

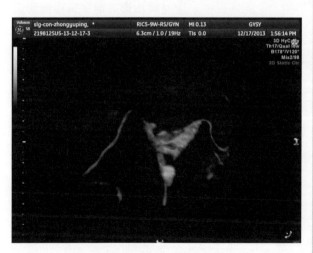

图2-5　超声下输卵管通液术：双侧输卵管通畅，右侧输卵管稍长，但无法观察盆腔情况

介质，超声下不能直接观察其在子宫输卵管内的流动及显示情况，只能通过观察直肠窝内有无液体来间接推断输卵管是否通畅，且对其形态及具体堵塞部位无法确定。

　　宫腔镜下输卵管通液检查：宫腔镜直视下显示宫腔和输卵管开口，注入酚红溶液，观察两侧输卵管口有无絮状反流，从而间接推断哪侧输卵管有阻塞及阻塞的大概程度。该技术的缺点与常规输卵管通液术一样。

　　腹腔镜下输卵管通液检查：这是判断输卵管是否通畅的最佳方法。从子宫口注入色素液如亚甲蓝到子宫，经腹腔镜观察亚甲蓝流经输卵管，溢入盆腔，即为通畅；如有阻塞，不能定论阻塞部位。腹腔镜检查可以了解输卵管是否通畅和输卵管伞端梗阻状况及输卵管周围的粘连情况，对输卵管腔内的具体阻塞部位和性质无从了解。

　　已经流产4次的患者小明，就是在子宫输卵管碘油造影检查中发现子宫发育异常：鞍形子宫。怀孕后，根据子宫发育异常，进行了相应的保胎处理，小明顺顺利利度过了流产风险，顺产一孩。另外，如果有剖宫产，或阑尾炎及下腹疼痛等可能的盆腔炎病史，应该积极进行输卵管检查之后再考虑怀孕。

　　当上述方法不能解决问题时，还可以行腹腔镜直视下输卵管通液检查、宫腔镜下经输卵管口插管通液试验和腹腔镜联合检查方法，明确问题所在，同时又可以解决问题，疏通输卵管，增加怀孕机会。

▋ 男性精液的检查（详见下一章）

▋ 子宫内膜的检查

如果把精子与卵子比作种子，子宫内膜就是土壤。子宫是种子发育的场所，也是宝宝居住的场所，是产生月经和孕育胎儿的器官。子宫位于骨盆腔中央，在膀胱与直肠之间，呈倒置扁梨形。受孕后，子宫可以由拳头大涨到西瓜大，容量增加1 000倍，质量增加20倍。

月经的好坏能直接反映子宫内膜的情况。首先，我们应了解正常月经是怎样的。正常月经是具有周期性的。出血第一天为月经周期的开始，两次月经第一天的间隔时间称一个月经周期，一般为21~35天，平均28天。每次月经的持续时间称经期，一般为2~8天，平均为4~6天。月经属生理现象，经期一般无特殊症状，有些女性可出现下腹及腰骶部不适，少数女性可有头痛等不适症状。正常情况下一般每天换3~5次卫生巾或纸。如果经血量过多，换一次卫生巾或纸很快就湿透，甚至经血顺腿往下淌，这就不正常了。平时需留意卫生巾的使用量，每个周期不超过20片。假如每次用3包卫生巾还不够，每片卫生巾都是湿透的，就属于经量过多；相反，若月经量较自己之前明显减少了，应及早去看医生。

要想胚胎发育得好，土壤肯定要肥沃。年龄偏大，计划生育二胎的女性，之前多有孕产史，及使用节育环避孕的经历。我们需要了解患者的月经史，结合超声、子宫输卵管碘油造影、宫腔镜检查、病理检查等综合手段评估患者的子宫及子宫内膜情况。所以，若是之前有过月经不规律或有过宫腔手术史的女性，需了解月经是否有变化。对于已经生育过的女性，也要观察自己的月经在生孩子之后有什么改变，若月经的量、月经的周期都有改变，首先要在月经干净后尽快做一次经阴道的超声检查，目的是：①了解女性子宫的形状、位置以及大小，测量子宫的长度、宽度和厚度。观察子宫内膜的宫腔线是否连续。②通过检查，可初步排除肿瘤，如子宫肌瘤、卵巢肿瘤、囊性畸胎瘤等。③发现子宫畸形（图2-6），如无子宫、痕迹子宫、双角子宫、单角子宫、残角子宫。④可发现子宫内膜息肉。⑤若宫颈短，建议行宫颈机能评分，提示子宫这个口袋不牢固，在孕中期应注意"绑"起来，避免宝宝流出来。

此外，前面提到过的子宫输卵管碘油造影也提供如下信息：子宫腔形态、大小及输卵管情况，生殖系统是否有发育不良、畸形、及宫腔粘连等病变。

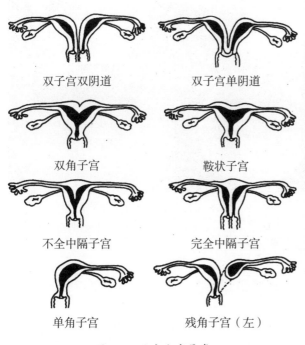

双子宫双阴道　　　　　　　双子宫单阴道

双角子宫　　　　　　　　　鞍状子宫

不全中隔子宫　　　　　　　完全中隔子宫

单角子宫　　　　　　　　　残角子宫（左）

图2-6　子宫发育异常

图片来源：谢幸，苟文丽. 妇产科学［M］. 8版. 北京：人民卫生出版社，2013.

宫腔镜检查：在直视下观察子宫腔及内膜，诊断有无宫腔粘连、内膜息肉、可疑结核病变，

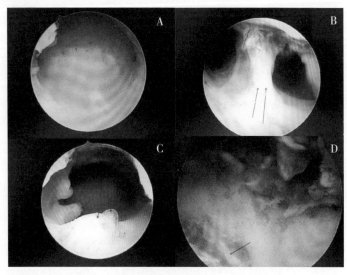

图2-7　宫腔镜下子宫内膜的各种变化

A：正常宫腔情况；B：宫腔粘连；C：子宫内膜息肉；D：妊娠残留

应常规取材送病理学检查（图2-7）。受精卵能否着床成功，意味着种子能否生根发芽。土壤是肥沃还是贫瘠，是否能给种子需要的养分，也是需要取子宫内膜活检做进一步化验。

超声检查是从外面大致看房子建得好不好，而房子里面的构造，是单房还是双房，空间是否够宝宝用等方面就要通过宫腔镜去了解。虽然超声检查不能确诊宫腔的疾病，但可以作为一个非常好的筛查项目（属于无创伤性检查），它可以帮助我们发现许多妇科疾病。在门诊，常常碰到患者要求做腹部的B超，不同意做经阴道的超声检查，为此，我想就这一问题做个小小的解释：腹部脂肪层厚，经腹部超声检查不容易观察到子宫内膜及卵巢的情况，所以常常是检查做了，却没有发现问题；而经阴道的超声检查获得的信息会多很多。如果是曾经上环后又取环的女性，建议取环后观察月经1~2个月，如果月经没有变化，那可以尝试怀孕。但如果取环之后，月经量有减少，月经经期缩短，那在尝试怀孕之前最好先做一次宫腔镜的检查，确定宫腔没有问题再尝试怀孕。土壤没有问题，怀孕结局才好，若土壤有问题，胚胎跑到输卵管无法继续前行到宫腔发育而出现宫外孕。

另外，对不孕女性患者在非月经期做一次仔细的妇科检查，了解子宫的大小、位置、质地、活动度，子宫骶骨韧带根部有无触痛和结节，双侧附件有无异常增厚和压痛，以及卵巢情况，可以发现盆腔的异常体征，结合临床症状，进一步判断是否为盆腔因素的不孕症，例如发现子宫骶韧带有触痛和结节，怀疑有盆腔子宫内膜异位症者，进一步做腹腔镜检查以明确诊断。或发现宫颈息肉、子宫肌瘤、宫腔息肉等常见的妇科疾病并影响怀孕，可以在怀孕前治疗，减少怀孕后的不良结局。

在门诊，我们常见有患者对人工流产后的经量减少不以为然。25岁的苏小妹，早年生了宝宝后，曾又怀上1次，当时没二胎打算，做了人工流产，此后月经量一直偏少。现有二胎需求，备孕1年未怀上，来门诊就诊。根据病史，建议先行宫腔镜检查，结果证实苏小妹的宫腔就像盘丝洞，粘得一塌糊涂，正常内膜都没有，哪有地方让种子发芽。子宫腔、子宫峡部、子宫颈管因创伤继发感染所造成的粘连，临床会出现闭经、月经过少和不育者，称宫腔粘连综合征。宫腔粘连使宫腔变形或输卵管开口处阻塞而致不孕，宫腔变形及子宫内膜血供不足导致流产或早产。

宫腔镜检查同样也可以发现个别不孕患者有子宫畸形（见图2-6）。子宫畸形本身就是影响受孕的一个因素，因胚胎在子宫宫腔内要逐渐发育，若子宫大小本身不足，则妊娠过程中会出现流产、早产的情况。子宫畸形是否影响生育，需视畸形的种类和程度而定。子宫畸形患者大多无明显自觉症状，但由于影响受精卵着床常引起不孕。即使受孕，因宫腔不能随之扩大，易发生流产、早产。有二胎要求的女性，可能早年也能顺利生下宝宝，但随着年龄的增大，卵子质量下降，激素支持不足，宝宝生长发育的空间受限，故长期备孕不成功的二胎妈妈孕前也应行相关检查排除子宫畸形。36岁的杨大姐，年轻时剖宫产一孩，近2年因二胎政策积极备孕，但总是怀上后2个月胚胎就停止发育。这次已经是第3次清宫了。行宫腔镜及输卵管造影检查均提示鞍形子宫。很快第4次怀孕，这次在医生的指导下，针对复发性流产的病因，早早注意安胎，现在顺利度过前3个月，开始了常规产检。

四 卵巢储备功能及卵子质量的检测

优良的种子是生育的前提条件。当女性年龄增大时，卵巢内卵泡的数量及卵子质量均会下降，导致女性生育力下降。从卵巢发育和发展的过程看，在人类卵巢中，卵泡的发育始于胚胎时期，即女性还在妈妈肚子里的时候，一生中要排出的卵子数目就已经定下了，在青春期成熟后，每个月都有一个成熟卵泡排卵并伴有一批卵泡闭锁，发生凋亡。故卵巢内的卵泡数目随着年龄的增加不断减少，这就决定了生育力的不断下降。对于大于35岁的女性，即使月经无明显变化也有必要行卵巢储备功能的评估，最简单的方法是在月经的2~5天，空腹查性激素，测定血清卵泡刺

提示

月经是最好的观察指标，从经量、经期、周期的改变可发现问题，建议尽早找医生进一步评估。

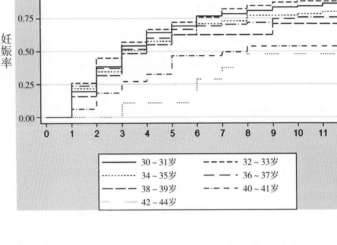

图2-8　尝试怀孕一年的妊娠率与年龄关系

图片来源：Steiner AZ，Jukic AM. Impact of female age and nulligravidity on fecundity in an older reproductive age cohort [J]. Fertil Steril. 2016，V105（6）：1584-1588. e1

激素（FSH）、黄体生成素（LH）、催乳素（PRL）、雌二醇（E_2）、睾酮（T）、抗苗勒管激素（AMH），同时通过B超观察卵巢内的窦卵泡数来了解卵巢的基本条件。

从图2-8中，我们观察到小于39岁女性在尝试怀孕前半年的妊娠率虽然随年龄下降，但不明显。随尝试怀孕的时间增加，35岁以上的女性怀孕率明显下降。我们可以观察到40岁以上的女性，尝试半年的怀孕率达不到50%，

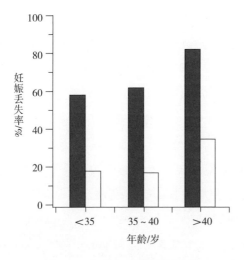

图2-9 年龄与流产率的关系

■表示卵巢储备功能异常的妇女

□表示卵巢储备功能正常的妇女

图片来源：Jerome F. Strauss, Robert L. Barbieri. Yen & Jaffe生殖内分泌学［M］. 5版. 林守清, 主译. 北京：人民卫生出版社, 2006.

即使时间延长至12个月，怀孕率也是勉强达到50％。年龄越小，每个月的妊娠率都有增加。但40岁以上的女性，妊娠率几乎是每3个月才会稍有增加，而且随时间延长，增加的概率越来越小。因此，尝试过自然怀孕几个月的大龄女性，要积极采取助孕措施，增加怀孕率。

　　一方面，35岁以上女性受孕率随着年龄增长而下降；另一方面，自然流产风险增加，35岁之前的风险相对较低（＜19%），当女性年龄增加到40岁以上时，即使卵巢储备功能正常，流产风险高达35%以上（图2-9）。对卵巢储备功能不好的女性，即使小于35岁，流产率也是大于50%。由此可见，高龄女性的确是怀孕难，流产率高。

　　患者还可以通过自我检测的方法来确定排卵情况。常用的监测排卵方法有基础体温测定（BBT）（见图2-10）、阴道B超监测排卵、尿LH的测定和血清性激素测定等。BBT是了解女性是否有排卵的一种简单的自我监测方法，对于月经周期规则的女性，从月经周期的第1天开始连续监测BBT到下次月经来潮为止，可以回顾性地

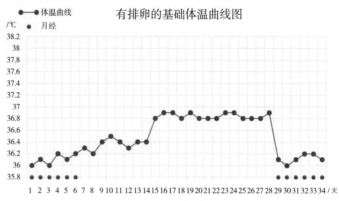

图2-10　有排卵的基础体温测定表

了解上一周期是否有排卵，以及黄体功能有无不足。BBT双相型提示有排卵，单相型提示无排卵（见图2-11）。但现在很多人习惯熬夜，很难按要求进行体温测定，同时这个检查具有滞后性，在临床上不能起到指导治疗的作用。因此，我们还是常用B超检查和激素测定这2种方式来判断卵泡发育情况及确定排卵时机。

少云经朋友介绍，从外地赶来就诊。她已经41岁了，取环半年，尝试怀孕没有任何反应。我大致了解了少云的情况，觉得生育条件还行。她只怀孕过一次，而且顺产生育。之后一直采用避孕药避孕。既往月经规律，从未有过明显的妇科

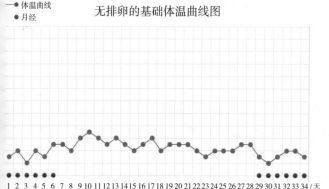

图2-11　无排卵的基础体温测定表

疾病，身体健康，生活无不良嗜好。在月经期检查后发现FSH：9U/L，LH：4.7U/L，E_2：178pmol/L；AMH：1.45ng/mL。双侧卵巢的窦卵泡数3～4个。其丈夫精液检查也基本正常，但畸形率偏高。建议其丈夫开始服用抗氧化剂及各种微量元素。月经干净后做了生殖道感染的排除检查，3天后同时做了宫腔镜检查和输卵管通畅的检查。检查结果提示一切正常。接下来就专注患者自然周期卵泡的生长速度及成熟期卵泡的激素水平。发现黄体功能还是偏差，第2个月就直接开始使用激素来改善卵泡的生长状况，在排卵期指导同房，待卵泡排出后给予黄体支持，14天后少云发现怀孕了，紧接着进行胚胎评估，积极保胎。10个月后少云生了个3 150克的宝宝，一家人其乐融融。

像这种生育条件评估不错的患者，在治疗上就要和时间赛跑，今天的你永远是你最年轻的一天，要牢牢把握住生育的机遇。

女性24～29岁，男性25～35岁，这个时期是男女双方生殖力最为旺盛的阶段。在最佳生育年龄受孕，精子和卵子的质量较好，计划受孕，容易成功，难产的机会相对少，有利于下一代身体素质的提高。如果女性年龄大约在30岁，而她的男性伴侣也是非常健康的，那么在正常的性生活情况下，每月怀孕率有20%左右。不过如果女性朋友摄入过多的酒精或者咖啡因、抽烟、吸毒，或者肥胖，或者熬夜……那么怀孕的机会将会降低，成功怀孕的时期也会拉长。

　　但不是所有高龄女性像少云那么幸运。秋香也是41岁，秋香来计划怀孕，但做了评估后，我就建议她放弃尝试。为什么呢？秋香之前怀孕过6～7次，曾有多次人工流产术的病史。一直没有科学避孕，仅通过避开排卵期或体外射精来避孕，近4年来再也没有怀孕过。现在月经周期：1～2天/22～24天。激素检测结果：FSH：19U/L，LH：7U/L，E_2：20pmol/L；AMH：0.9ng/mL。双侧卵巢的窦卵泡数0～1个，而且双侧输卵管有积水。目前秋香的情况已经是明显的卵巢储备功能不好，极有可能会提早收经。但秋香（她从事医学检验工作）反驳说AMH<0.7ng/ml的人才没法怀孕，而她的AMH值还没那么低，为什么不试一试呢？我耐心与秋香解释，除了卵巢功能不好、输卵管不通以外，她还极有可能存在宫腔粘连，现在月经量那么少，即使粘连分开要恢复还需要一段时间，而且有可能恢复不了。因为卵巢功能差，没有很好的激素支持子宫内膜，内膜的功能自然会不好，并且需要借助辅助生育技术来尝试怀孕。所以建议她不要考虑尝试怀孕。但

秋香执意不肯放弃。后来，只能一边调理激素水平，一边安排宫腔镜检查，谁知宫腔粘连非常严重，一次都没法彻底分离，之后又通过上环治疗粘连。2次手术后仍不能很好解决宫腔粘连问题，最后秋香放弃了治疗。而且秋香所说的实验室指标，是外国人的参考数据，应用到我们中国人是怎么样一个结果，仍然需要有一个临床研究的过程。实验室检查要根据患者的情况来分析，不能当成孤立的数字来应用，否则，实验室检查就失去了它本身存在的意义。对一个医生来说，不可能仅仅通过化验单就诊断疾病。如果这样可行的话，只需要检验中心和咨询电话就可以解决很多问题了。

因此，在接受助孕治疗前的评估是非常重要的，否则，花了时间与金钱，却难有理想的治疗效果。临床上常常看到一些女性，仅是要求检测卵泡。我对这样的患者感到很无奈。为什么呢？如果卵泡好，那是不需要监测也可以怀孕的。如果每个月都来做这样的检测，其实是没有临床干预治疗的，那这个检测对增加怀孕又有什么意义呢？当然，对夫妻不能够经常在一起，同房受到限制，需指导同房的患者，检测卵泡是有帮助的。

对生育而言，年龄因素是第一大关键要素，而且是任何高明的医生都无法干预的条件。因此，还是建议所有夫妻都尽早生育。超过40岁，怀孕的概率将会急剧下降，大概是以每月5%的速度下降。一般女性不孕患者若超过43岁，接受辅助生殖技术治疗的活产率不超过3%。目前辅助生殖技术无法提高像这样年龄女性的生育机会。

在孕前，只有当这4大条件（卵子、精子、输卵管和子宫内膜）评估到位，才容易选择合适的怀孕方式，并能够将生育的不良结局降到最低。条条大路通罗马，到底哪一条路适合你？还是有必要进行选择的。

面对卵巢储备功能下降，在当下有非常流行的卵巢保养术。主要是涂抹各种的精油后，按摩腹部，并以肚脐为中心，对肚脐上下左右的穴位进行按压。这些治疗对有便秘的气色不好的女性有效果，通过对腹部的刺激会增加肠道蠕动。但是否有助于卵巢功能改善，就难说了，因为卵巢位置位于盆腔较深的位置，这样的按摩，应该很难影响到卵巢的。因为没有见到这样治疗好的例子，不敢妄加猜测。还有就是推荐各种保健品来养好卵巢，比如：澳洲的羊胎素、日本的蜂王浆和荷兰琉璃苣油等各种各样的保健品。比如，蜂王浆之所以有一定效果就是因为蜂王浆中有较高剂量的雌激素。卵巢功能下降，最为明显的就是

提示

年龄是对生育最有影响的因素，千万莫错过最佳受孕期而后悔莫及。总之，晚生不如早生。随着年龄增加，生育力下降，进行生育力的评估非常必要，并根据评估的结果，积极进行二胎助孕的干预。

分泌不了足够的性激素以供身体使用。而临床干预是根据缺什么激素补什么激素，缺多少补多少的原则，在药物的支撑下，模拟卵巢的生理功能来延缓衰老的到来，因此，对保健品的选择要谨而慎之。

第二节
如何选择助孕方式

著名医学哲学家胡天兰德有一句名言：一切不利的影响因素中，最能使人短命夭亡的莫过于不良的情绪和恶劣的心境，如忧虑、恐惧、贪求、怯懦、嫉妒和憎恨等。这些情绪同样不利于胚胎的发育。好多孕妈妈，只想着吃什么健康，可以给宝宝先天最好的条件，却从来没有对精神因素方面进行思考：什么样的情绪与心态能够给宝宝一个更好的先天条件？常见很多不孕症患者，一旦怀孕，就开始焦虑、担心流产和胎儿停育。所以，教育孩子，其实在怀孕之前就开始了，以一个你期望孩子将来成为一个什么样的人来要求自己。言传身教，恐怕在孕期给子代的影响会更多些呢。无论采用什么样的方式怀孕，改变不良生活习惯和保持心态平和是基础。

对于二胎政策，有叫好的，也有担忧的。为

什么呢？因为生育与年龄有着密切的关系，对于35岁以上的高龄妈妈来说，从备孕到生产，需要进修的功课还有很多，许多高龄孕妇由于自身不孕的原因也相继踏上苦苦"求子"之路。那些处于高龄且无法自然生育二胎的朋友们，对于各种助孕方法的选择感到困惑。现在让我们一同来了解一下各种助孕方式。

■ 卵巢储备功能减退，卵巢早衰了，还能怀孕吗？

小张35岁，一直以来月经不怎么规律，也不当回事。看到二胎政策的开放，立马在家备孕，1年多了还是没怀上，于是来求助医生。经过生育能力的评估，发现小张的问题主要是卵巢早衰。用了很多方法，效果也不佳。最后打算做试管婴儿，但是要出现一个成熟卵泡也很困难。后来只好定期给予雌激素、孕激素预防卵巢功能进一步下降，也定期测排卵。终于有一次超声捕捉到有成熟卵泡，随后取卵培养成受精卵，植入胚胎，最后宝宝顺利诞生。

卵巢早衰指的是40岁以下女性发生闭经（原发性或者继发性），促性腺激素分泌过多以及雌激素分泌过少。关于卵巢储备功能减退、卵巢早衰，目前病因不明，但越来越多的证据证明其与遗传因素有关，此外还有环境损伤因素以及自身免疫因素。

　　卵巢早衰主要的临床表现为雌激素缺乏症状，包括潮热、多汗和性交痛。而卵巢早衰与妊娠之间的关系，一些被确诊为卵巢早衰的女性如文中的小张，依旧能发生排卵，甚至可以妊娠。卵巢储备功能减退可能是卵巢早衰的前兆，但是这需要进一步确认。

　　对于卵巢早衰的治疗，首先患者自身要有正确的认识。卵巢早衰不同于正常的绝经，由于体内激素水平长期低下，此时需要外源性途径给予补充雌激素，以预防远期骨质疏松以及心血管系统疾病等。现在还有干细胞移植治疗卵巢早衰，已有成功例子出现，虽然技术未成熟，但带给我们新的希望。

　　对于卵巢功能下降，考虑到种子质量欠佳，致使怀孕困难，或者也有流产等风险，常需要促排卵等预处理，包括口服避孕药、添加雌激素、抗氧化剂等，辅以硫酸脱氢表雄酮和生长激素的添加可能改善体外受精生育结局，为的是有一个足够成熟的卵泡能孕育宝宝。如果经过治疗后确实没有自发排卵和自然妊娠者，可以考虑用人类卵母细胞捐赠的方法帮助妊娠，现在卵母细胞捐赠法在国外已经合法并得到广泛使用。

我需要选择人工授精吗?

宫腔内人工授精是目前治疗不孕症或者生育力低下夫妇最常采用的治疗方法。这项技术最早在1921年使用,直至1980年才开始逐渐普及,现已发展得很成熟。在女性排卵期中,将处理过的优质精子直接由子宫颈打入子宫内,提高受孕概率(见图2-12)。这个过程中,在实验室对精子进行优选,再通过导管直接放入到宫腔内。

小陈夫妇因计划二胎来院就诊。小陈丈夫40岁,因工作原因常年熬夜,生活作息不规律,且有烟酒嗜好,经检查后发现其主要问题是少弱畸精症。咨询专科意见后,考虑经济原因,他们没有采取试管婴儿方案。随后小陈丈夫立马戒掉不良嗜好,改善作息,并辅助用药治疗。3个月后复查,精子质量有改善,但仍有轻度的弱畸精症,尝试2次自然周期下指导同房,但未能成功妊娠。随后采取了1次人工授精,幸运的小陈怀上了。

不是所有不孕的女性都要采用宫腔内人工授精。在平时工作中,常有患者询问,如果这次排卵后还没怀孕,是不是可以去做人工授精了?人工授精的前提条件是女方至少一侧输卵管通畅。

人工授精的适应情况包括女性因素和男性因素。女性因素主要有宫颈因素所致的不孕，例如HPV感染后所致的宫颈异常，例如百姓常说的宫颈糜烂（宫颈柱状上皮细胞外移）、宫颈怀疑恶变等，需要进行宫颈细胞学筛查，根据宫颈病变情况做相应处理，如LEEP刀或者宫颈锥切术等治疗，这通常会导致女性宫颈腺体破坏，而宫颈腺体的破坏或多或少会影响到患者以后的生育能力。男性因素有原发性少精症、弱精症、畸形精子症、射精功能异常或者性功能障碍等。

　　人工授精的好处是可以克服宫颈因素所导致

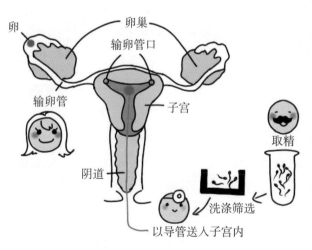

图2-12　宫腔内人工授精

宫腔内人工授精是最简单而便宜的辅助生殖技术，是最接近优胜劣汰的大自然模式的方法。

的女性不孕。所以说人工授精并不是适合于所有女性，它有一定的适应人群。人工授精的前提条件是女方至少一侧输卵管通畅。许多女性把人工授精看得过于乐观，大部分国外文献报道指出，单次人工授精治疗周期的妊娠率大约为9%，其成功率与许多因素有关，例如女性年龄、不孕症的持续时间、不孕症的种类、卵泡数量、子宫内膜情况、男方精液情况等。

■■ 我适合做试管婴儿吗？

试管婴儿也是人类辅助生殖技术的一种，这项技术有严格的适用人群。此技术主要通过从不孕女性体内取出卵子，在体外与精子受精后培育成早期胚胎，然后移植回女性子宫，使其继续生长发育成为胎儿的过程（见图2-13）。

甲问：第一代、第二代、第三代试管婴儿技术，代数越高越好吗？

第一代、第二代、第三代试管婴儿技术分别有各自的适应证，不同的疾病必须选择不同的技术。第一代试管婴儿技术是针对男方精子正常的情况下，由于女方输卵管阻塞、排卵障碍、子宫内膜异位症、免疫、宫颈等因素导致的不孕；第二代试管婴儿技术主要针对男性严重的少、弱、畸精子症引发的不育；第三代试管婴儿技术针对染色体异常、反复流产或有单基因遗传性疾病家族史的患者。

乙问：我今年38岁，想生二胎，可以做试管婴儿吗？

做试管婴儿也需要符合医学指征。可以先来医院进行不孕症的病因筛查，一部分不孕患者通过门诊或者手术治疗后便可怀孕，还有一部分患者因为输卵管、精子、单基因遗传病等因素导致不孕的，才需要通过辅助生殖技术受孕。

丙问：我还是有点担心，试管宝宝和自然受孕的宝宝一样健康吗？

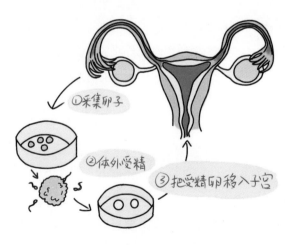

①采集卵子

②体外受精

③把受精卵移入子宫

图2-13　试管婴儿技术

从目前国内外发表的文献情况看，无论是冷冻卵子还是新鲜胚胎移植后出生的宝宝，与正常自然受孕的宝宝并无明显差异，整体健康状况良好，各项发育指标也未见明显异常。

其实，除了有严格的适应人群外，做试管婴儿也可导致一些并发症，例如卵巢过度刺激综合征、多胎妊娠，其他并发症还有损伤邻近肠管、输尿管甚至血管，引起出血、感染等。

四 什么是卵细胞捐赠？

卵细胞捐赠也是辅助生殖技术的一种，简单地说就是夫妇双方中，精子来自丈夫，卵子来自于捐赠者。卵细胞捐赠最初应用于卵巢早衰的女性。卵子也不是任何人都可以随意捐赠的，首先捐赠者必须是自愿的；其次捐赠者必须是匿名的，且不具有任何盈利或者商业目的；第三捐赠者必须身心健康，不具有任何遗传性疾病等，必须符合国家赠卵的相关法规。

五 什么是代孕？

代孕就是我们平时所说的"借腹生子"，帮不易怀孕妇女怀孕分娩，是辅助生殖技术中的一种，指将胚胎植入孕母子宫，由孕母替他人完成"十月怀胎一朝分娩"的过程。婴儿可能来自于代理孕母的卵子和签约父亲的精子，也可能直接把签约夫妇自己的受精卵植入代理孕母的子宫内。但是我国有关法律对"人类辅助生殖技术"的实施做了严格的规定，目前代孕在中国没有得到法律许可。

因此，患者在进行助孕方案选择时，应在专科医师的指导下逐步进行，选择最适合自己的治疗方案。

第三节
妊娠合并其他常见内科疾病

随着二胎政策的全面开放，高龄产妇越来越多，其中高龄、剖宫产史产妇的增加将导致妊娠期并发症及合并症的增加。这严重影响着孕妈妈和胎儿的健康，甚至危及生命。

子痫前期、妊娠期高血压、妊娠期糖尿病、前置胎盘、妊娠合并甲状腺疾病……什么样的孕妈妈容易得这些常见的妊娠期并发症？这些疾病会造成什么影响？孕妈妈应该如何应对？

孕妈妈在享受怀上宝宝的喜悦时，也应多多了解这些常见疾病，有利于早预防、早发现、早治疗。

一　子痫前期

子痫前期是妊娠期引发孕妇和胎儿死亡及发生并发症的主要原因之一，世界范围内子痫前期发生率为所有妊娠的3%~5%。随着子痫前期的不断加重，可诱发子痫，出现癫痫发作。

　　子痫前期发展迅速，即便是健康妊娠的孕妇也会出现症状。因此，子痫前期检测可以帮助我们更好地预测患病风险，保障妊娠期母婴安全。

　　子痫的高危因素为妊娠期高血压。孕妈妈要特别注意自己是否有妊娠期高血压。建议低龄孕妇或40岁以上、初次妊娠、多胎妊娠、有子痫前期家族史、前次妊娠发生过子痫前期、合并肾病或高血压以及肥胖的孕妈妈，及早告诉医生自己的身体情况，在医生建议下进行子痫前期检测并及早调整不健康的生活方式，保护她们的长期健康，如过重者减重且维持健康体重；依循有益健康的饮食方式，如地中海式饮食；每天至少运动30分钟；按时进行检查；监测血压与血糖值。

■ 妊娠期高血压

　　如果孕妈妈连续两次血压读数都超过140/90mmHg，通常会被诊断为高血压，如果收缩压和舒张压中其中一个高于正常值，也算是高血压。对高危孕妇以及低钙摄入人群，补充钙剂及孕期适当运动可以降低子痫前期的风险，且相对安全经济。

提示

无论是什么并发症，对孕妇来说，提高睡眠质量是非常重要的。在日常生活中，孕妈妈们可以：

①洗个热水澡或者用热水泡脚，水温控制在35～38℃，时间为20分钟左右。

②睡前喝牛奶有利于安眠，但注意一定要提前2小时喝。

③睡觉要保持身体清爽，内衣、内裤要选择棉织品，睡衣要宽松、舒服。

④保持卧室通风，开空调时间不要太久，可适当吹风扇，感觉清凉舒适有利于胎儿的发育。另外，卧室最好采取一些隔音和挡光的措施，以避

（下转81页）

患有妊娠期高血压可显著增加胎儿生长受限、胎盘早剥、弥散性血管内凝血、脑水肿、急性心力衰竭以及急性肾衰竭的风险，是孕产妇和胎儿死亡的重要原因。而妊娠期高血压的高危因素有：高龄孕产妇、多胎妊娠、体重超标、压力过大、怀孕前有高血压病、糖尿病或免疫系统疾病、以前怀孕时出现过血压增高等。

个性化治疗：依据孕妇血压水平、妊娠年龄及来自母亲和胎儿的相关危险因素选择个性化治疗方案。严密监测至妊娠37周，若病情仍不好转，可根据产科情况决定终止妊娠的方法。患有重度妊娠高血压综合征的孕妈妈，胎龄＞37周，及时终止妊娠；胎龄＜34周则需儿科等多学科综合评估，选择最佳时机终止妊娠。

▤ 妊娠期糖尿病

近年来，随着人们生活水平的提高和劳动强度的降低，我国育龄妇女的生活方式发生了巨大改变，高脂、高糖、高热量食物摄入量增加，久居不动、出门以车代步、疏于运动等造成营养过剩。简言之：没有"管住嘴"和"迈开腿"。另外，全面二孩政策实施后，妇女生育年龄增大，妊娠期糖尿病发病率剧增，由4%增高至9%~18.7%。如果母体罹患糖尿病，胎儿置身在母体高血糖环境中，会导致高胰岛素血症，胎儿脂肪细胞增加，使得子代在儿童期肥胖、成年期糖耐量受损和糖尿病发生，造成两代人罹患糖尿病的恶性循环。因此，妊娠期糖尿病属于高危妊娠。年龄在33岁以上，尤其是35岁以上的高龄孕妇患妊娠期糖尿病的风险增加。据研究，年龄在35～40岁和40岁及以上的孕妇，发生妊娠期糖尿病的危险分别是25岁以下孕妇的5.2倍和8.2倍。可别小看妊娠期糖尿病，早孕期高血糖会导致胎儿在宫内过度生长发育，将来易发生新生儿呼吸窘迫综合征；还易使婴儿一出生就出现新生儿低血糖。

妊娠期糖尿病的高危因素：年龄大于35岁、肥胖、多胎妊娠、怀试管婴儿、有糖尿病家族史、前次妊娠有妊娠期糖尿病、羊水过多、地中海贫血基因携带者、乙肝病毒携带者。有多囊卵巢综合征的孕妈妈，更容易患妊娠期糖尿病，应尽早接受医生的筛查与指导。

若发现有妊娠期糖尿病或可疑有妊娠期糖尿病的孕妇，首先选择医学营养治疗。医学营养治疗（MNT）的治疗目的是使糖尿病孕妇的血糖控制在正常范围，保证母亲和胎儿的合理营养摄入，减少母儿并发症的发生。一旦确诊为妊娠期糖尿病，立即对孕妇进行MNT和运动指导，以及

（上接79页）

免噪声和强光影响睡眠。

⑤尿频严重时影响睡眠质量，所以临睡前不要喝过多的水或汤。

⑥夜间少看喜剧和惊悚片，夫妻和睦相处，睡前不要胡思乱想。

⑦心理干预。有心理和工作的压力应及时找心理科医师排解，减轻孕期焦虑、抑郁情绪。

⑧在保证睡眠质量的前提条件下，调整膳食营养结构，最大程度保证孕期安全。

高龄生育本就是一件难事，如果还合并有其他疾病时，一定要积极接受评估与检查，调整好身体及心理，争取顺利生育。

进行血糖监测的教育等。经过MNT和运动管理，准妈妈们仍然不能很好地控制血糖，就需要加用胰岛素。

虽然需要控制糖尿病孕妇每日摄入总能量，但应避免能量限制过度（孕早期＜1 500kcal，孕晚期＜1 800kcal），尤其碳水化合物摄入不足可能导致酮症的发生，对母亲和胎儿都会产生不利影响。碳水化合物推荐摄入量每日不低于150g，对维持孕期血糖正常更为合适。应尽量避免食用蔗糖等精制糖。

患了妊娠期糖尿病的孕妇因无不适而常不自知。据统计，漏诊的妊娠期糖尿病孕妇中，约1/3发生酮症酸中毒。妊娠酮症酸中毒中30%之前未诊断糖尿病。如果孕妈妈得了妊娠期糖尿病而不自知，就危险了。但也有一些不重视糖尿病的孕妈妈。有些糖妈妈明明已经被诊断患有妊娠期糖尿病，却不控制饮食，懈怠运动，甚至连用药也不按医嘱，随意停药，造成两代人罹患糖尿病的恶性循环。另外，还有一些自幼患病的糖妈妈。糖尿病患儿以每年10%的幅度上升，现已占全部糖尿病人数的5%。

糖妈妈发生妊娠期高血压疾病的可能性较非糖尿病孕妇高2～4倍。妊娠期糖尿病并发妊娠高血压疾病可能与存在严重胰岛素抵抗状态及高胰岛素血症有关。高血压患者容易患上糖尿病，糖尿病患者也易合并高血压，当两者"狼狈为奸"后，妊娠期糖尿病使得妊娠期高血压更难治疗，妊娠期高血压反过来又会加重妊娠期糖尿病病情，母胎预后更糟糕。而且不控制血糖的孕妇易发生感染，感染亦可加重糖尿病代谢紊乱，甚至诱发酮症酸中毒、未足月胎膜早破、感染性流产、早产等急性并发症。妊娠期糖尿病患者微量蛋白尿更常见，因此需定期检测。在孕中晚期，尿微量蛋白阳性的孕妇子痫前期、早产、胎膜早破、胎儿生长受限的发生率明显高于尿微量蛋白阴性的孕妇，尤其在孕早期，微量尿蛋白阳性者子痫前期的发病风险是微量尿蛋白正常者的4倍。此外，尿微量蛋白水平与早产发生率相关。有学者认为孕中晚期尿微量蛋白阳性是孕妇发生子痫前期、早产、胎膜早破、胎儿生长受限的独立危险因素。

对有糖尿病病史者孕前最好进行一次系统的全身检查，检查项目包括空腹和餐后2h血糖、糖化血红蛋白、甲状腺功能、尿常规、肝肾功能、血脂、血压、心电图、眼底等。计划妊娠前应找产科和内分泌科医生一起评价糖尿病的危重度，是否存在并发症，如糖尿病视网膜病变、糖尿病肾病、神经病变和心血管疾病等，进行母胎风险评估。已存在糖尿病慢性并发症者，妊娠期症状可能加重，需由内分泌科和产科医生对患者的病情进行评估，符合条件者方可怀孕。

妊娠期糖尿病对产妇和围产儿的危害很大，不仅可引起产妇流产率、妊娠期高血压疾病发生率、羊水过多发生率和感染率增加，而且还可增加畸胎儿、低体重儿和巨大胎儿发生率，以及胎儿红细胞增多症、新生儿高胆红素血症、新生儿低血糖和新生儿呼吸窘迫综合征发病率。如果不对妊娠期间的高血糖及时进行控制，将会增加母儿的近期并发症（如剖宫产、肩难产、子痫前期）及远期不良结局（如代谢综合征等），并且，曾患妊娠期糖尿病者将来发展成为2型糖尿病的概率明显增加。

四 前置胎盘

胎盘的正常附着处在子宫体部的后壁、前壁或侧壁。妊娠28周后，胎盘附着于子宫下段，甚至胎盘下缘达到或覆盖宫颈内口，其位置低于胎先露部，称为前置胎盘（图2-14）。前置胎盘是妊娠晚期出血的主要原因之一，容易造成早产、胎盘植入，为妊娠期的严重并发症，易有不良妊娠结局。发生前置胎盘的高危因素有：有生育经历，有人工流产史和剖宫产史，多胎妊娠的孕妈妈。尤其是现在很多怀了二胎的孕妈妈，第一胎是剖宫产的，需要提前到有治疗能力的大医院检查、治疗。对确诊的患者，需要严密观察病情，同时进行有关辅助检查，如B超、胎儿成熟度检查等，如前置胎盘期待疗法中发生大出血休克、临近预产期反复出血、或临产后出血较多等需要采取积极措施终止妊娠。

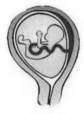 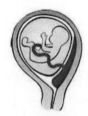 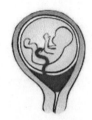

正常胎盘　　　边缘性前置胎盘　　　完全性前置胎盘

图2-14　前置胎盘类型

五　妊娠合并甲状腺功能亢进症或甲状腺功能减退症

甲状腺功能亢进症是体内甲状腺激素过高，引起机体的神经、循环、消化等系统兴奋性增高和代谢亢进的内分泌疾病。常见病因是毒性弥漫性甲状腺肿。正常妊娠时母体表现为心悸，休息时心率超过100次/分，食欲很好、进食很多的情况下，孕妇体重不能按孕周增加，出现腹泻、怕热多汗、皮肤潮红、皮温升高，脉压＞50mmHg。甲状腺功能亢进症患者代谢亢进，不能为胎儿提供足够的营养，胎儿生长受限，低体重儿出生率高。有些治疗甲状腺功能亢进症的药物可通过胎盘进入胎儿体内，造成胎儿、新生儿甲状腺功能低下。有些药物对胎儿有致畸风险。

而甲状腺功能减退症女性多见，且随年龄增加患病率也上升。与甲状腺功能亢进相比，母体甲状腺功能减退可影响妊娠的过程与结局，对生殖健康和子代的影响更大，对胚胎发育、妊娠期并发症的发生和后代智力有明显影响。甲状腺功能减退症可引起自发性流产、贫血、妊娠期高血压、胎儿生长受限、神经系统发育不全、产后出血、早产、低体重儿、新生儿呼吸窘迫综合征等等，而且容易引起新生儿甲状腺功能低下，从而进一步影响胎儿智力。但如果及早发现，通过药物完全是可以控制甲状腺功能在正常状态，从而减少妊娠不良结局出现。

分娩方式的选择：妊娠37～38周入院监护，并决定分娩方式。除有产科因素外，应尽量经阴道分娩。临产后给予精神安慰，减轻疼痛；予吸氧，注意补充能量，缩短第二产程。病情重者需手术助产。无论经阴道分娩还是剖宫产均应预防感染，预防并发症发生，注意产后出血及甲状腺危象。

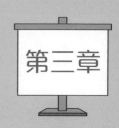

第三章

男性生育评估

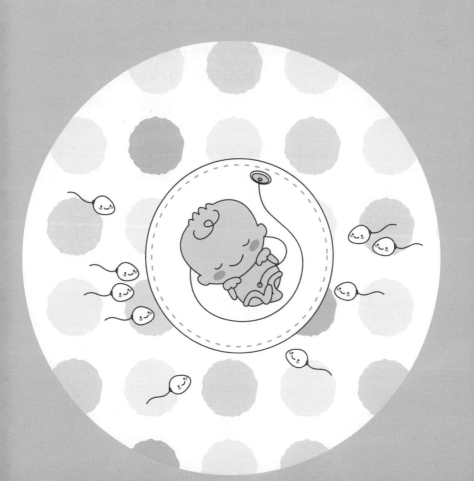

　　生育能力是人的高级生命活动方式，因此，当健康受到威胁的时候，或处于亚健康状态时，生育就变得不容易了，而精液质量是男性生殖健康的基本标志。

　　目前的男性精液常规分析是按照世界卫生组织第五版的标准进行的。第五版的诊断标准比第四版的标准严格了许多（表3-1，表3-2），最大的不同是第五版标准中精液量1.5mL以下才算异常，旧标准是≥2mL算正常，而且对精子的密度、活力和活率都有了不同的要求。精液常规分析简单、方便、价廉，所以作为第一线的初筛。如果指标正常，再进行女方的检查比较合理。有的丈夫有些大男子主义，或者过于害羞，认为自己身强体壮，不愿意先做检查，临床上常常遇到女方检查了一大圈，结果最后却是男方原因的情况。千万别忘了爸爸的重要性，同房或排精后的2~7天，做一次精液的检查是非常有必要的。

表3-1　世界卫生组织第四版精液检查的标准

	参考值
量	2.0mL或更多
pH	7.2或更高
精子密度	20×10^6精子/mL或更多
总精子数	40×10^6精子/一次射精或更多
活力	射精后60分钟内，50%或更多的精子具有前向运动（即a级和b级），或25%或更多的精子具有快速的向前运动（a级）
形态	a*
存活率	50%或更多存活，即不被着色
白细胞	$<1\times10^6$mL
免疫珠试验	附着珠上的活动精子<50%
MAR试验	附着粒上的活动精子<10%

*a正在应用本手册所描述的形态学评估方法进行多中心的群体研究。

来自辅助生殖技术项目的资料表明，使用本手册所描述的方法和定义，如果正常形态的精子数<15%时，体外受精率降低。

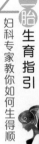

2胎 **生育指引**
妇科专家教你如何生得顺

E r t a i S h e n g y u Z h i y i n

表3-2　世界卫生组织第五版精液检查标准

姓名：			
编号：			
日期（日/月/年）			
标本采集（1. 在实验室；2. 在家）			
采集时间（h：min）			
运送标本时间（h：min）			
开始分析时间（h：min）			
患者			
禁欲时间（天）			
使用药物			
采集标本过程中遇到的困难			
精液			
处理（例如菠萝蛋白酶）			
完整精液？（1. 完整；2. 不完整）			
外观（1. 正常；2. 不正常）			
黏稠度（1. 正常；2. 异常）			
液化（1. 正常；2. 异常）（min）			
凝聚（1-4，A-E）			
pH［≥7.2］			
量（mL）［≥1.5］			
精子			
总数（10^6/每次射精）［≥39］			
浓度（10^4/mL）［≥15］			
如果计数精子少于400个时的误差（%）			
存活率（%活精子）［≥58］			

续表

总活力PR+NP（%）［≥40］			
前向运动PR（%）［≥32］			
非前向运动NP（%）			
不活动IM（%）			
正常形态（%）［≥4］			
头部异常（%）			
中段异常（%）			
主段异常（%）			
过量残留胞浆（%）			
直接MAR试验lgG（%）（3min或10min）［<50］			
直接MAR试验lgA（%）（3min或10min）［<50］			
直接IB试验lgG（附珠精子%）［<50］			
直接IB试验lgA（附珠精子%）［<50］			
非精子细胞			
过氧化物酶阳性细胞，浓度（10^4/mL）［<1.0］			
附性腺功能			
锌（μmol/每次射精）［≥2.4］			
果糖（μmol/每次射精）［≥13］			
α-葡萄糖苷酶（中性）（mU/每次射精）［≥20］			
检测人员：			

第一节
评估方法

众所皆知女性在停经后就不再排卵，而失去了生育力。35岁以后的女性怀孕即为高龄产妇，生出痴呆儿或畸形儿的概率比年轻时显著提高。那么，男性呢？太差的精子和卵子形成的胚胎，也是造成流产的原因之一。精子的质量直接关系到种子的质量（胚胎）和宝宝的健康。

对于备孕二胎的男性同胞们，怎样才能使自己的妻子受孕，生出健康的宝宝呢？

首先，让我们先来了解男性不育的概念。世界卫生组织（WHO）规定，夫妇未采取任何避孕措施，性生活1年以上，由于男方因素造成女方不育者，称为男性不育。男性不育症不是一种独立的疾病，而是由某一种或几种疾病或因素造成的结果。男性二胎不育是指夫妇已生育一胎，欲生育二胎时，夫妇未采取任何避孕措施，性生活1年以上，由于男方因素造成女方不育，称为不育。

由于男性精子的生成要经过长时期、无数次的有丝分裂才能进入减数分裂，随着男性年龄的增大，原始生殖细胞受到外环境致畸物质长期不断的影响而使基因容易发生突变。因此，高龄夫妻发生基因突变的风险大，胚胎发生异常的风险明显增大，导致流产率增高，在助孕过程中，一定要谨慎助孕和保胎。

随着二孩政策全面放开，越来越多的人加入了生二胎的队伍，然而，在各大医院门诊咨询生育二孩事宜的女性人数远远超过男性。很显然，传统观念依然强势：生孩子是女人的事！有些男性认为，自己外貌很阳刚、雄健，性能力很正常，夫妻性生活很和谐，自己又生育过一个孩子，自己肯定还行，没什么需要检查的。事实上，目前在不孕不育夫妇当中，无论伴有或者不伴有女性因素，男性不育者占三分之一左右。可见，在不孕不育方面男方有问题的还真是不少。

随着男方年龄增加，雄激素水平下降、性欲减退、精液质量下降、精子DNA完整性下降……男方超过40岁，生育能力下降，妊娠相关的并发症增加，对后代的负面影响增加。门诊曾经有这么一对夫妇，女方33岁，男方40岁，单独政策出来后就开始计划二胎，1年多未孕，女方做了各种的检查，抽血化验、盆腔彩超、输卵管造影、宫腔镜，促排卵指导同房多个周期未孕。因造影提示轻度盆腔粘连，甚至行腹腔镜检查术，术后1年自行在家备孕未怀上。在求医的1年多里，丈夫一直不肯行精液检查，多番劝说后终于做了精液检查，检查结果提示为少弱畸精症。随后采取3次人工授精均失败，行第3次试管婴儿才成功。回想他们的治疗过程中，女方做了多少不必要的检查和治疗过程呢？而且也耽误了不少时间。然而不是所有的夫妇都有纠正的机会，很多时候医生也是回天乏术。腹腔镜术后1年是备孕的黄金时期，即使有机会调整精子的情况，最少也要3个月，女方之前付出了那么多的努力，受过的苦，就有可能因男方的愚昧付诸东流。若是及早知道男方情况，我们的治疗方案就会做出相应的调整，可以改变干预的方法，提高怀孕概率，也许不借助试管婴儿技术，就有可能怀孕呢。

年龄是影响生育的第一要素，对男性而言也是一样的。即使是一份正常的精液分析报告，30岁男性与40岁及45岁男性的生育力也是不一样的。精子是男性生殖细胞，男子生育能力在一定程度上与精子密度、质量以及精液量相关，精液质量下降有可能导致男子生育能力的下降。男性的无精、少精、死精、弱精、精子形态异常、精液量少、精液液化不良、精子活动力差等都是引起男性不育的重要原因，通过化验，搞清楚男方精液的情况，并进行有效的治疗，增加了女性怀孕的机会，进而解决生育难题。

事实上，从近几年的临床来看，我国男性生育能力现状令人担忧，男性精子合格率不足30%。那么对男性而言，备孕二胎，当发现精液常规异常，有可能影响生育的时候，应该怎样去进一步提高男性生育能力呢？

1. 了解相关病史

一般首次就诊的男性，我们要对其生育病史等进行基本了解，以便确定下一步的治疗方案。病史采集的重点主要包括：①家族史：家族中有无近亲婚配、不育症、两性畸形、遗传性疾病等。②既往病史：是否患过淋病等和生育相关的性传播疾病，睾丸炎、前列腺炎等生殖系统疾病，肾盂肾炎、膀胱炎等泌尿系统疾病，糖尿病或甲状腺功能减退症等内分泌系统疾病，以及诊疗经过、治疗效果如何。有无手术史（特别是与生育器官相关的手术）。③夫妻生活情况：结婚年限，相关避孕措施，性生活时机、频率、是否和谐，有无阳痿、早泄、手淫等情况，妻子健康状况等。④职业：是否从事计算机、装潢、户外等要经常接触放射线、苯剂、磷剂等有毒有害物质的行业，或是需要经常高温作业等。⑤生活习惯：是否有经常熬夜、泡温泉、抽烟、喝酒、吸毒等不良嗜好。⑥既往相关检查：男方是否有过精液分析、染色体、抗精子抗体等检查，是否接受过治疗及治疗效果如何；女方是否有过生育相关检查及治疗。

2. 相关器官检查

男性不育的体格检查主要包括全身检查和生殖器官检查两部分。全身检查与内科常规的体格检查基本相同，凡是与生育有关的异常体征均需记录下来加以注意。生殖器官的检查最好选取站位，内容包括：①阴茎：注意有无包皮过长、肿瘤包块、异常分泌物过多、阴茎发育异常等。②睾丸：测量其大小、触诊硬度，有无硬结、压痛、肿物。通常情况下睾丸一侧体积＜15mL即为睾丸体积偏小。检查质地时正常睾丸富有弹性，若较软时提示睾丸生精功能较差，若坚硬则要注意有无肿瘤可能。③附睾：正常附睾轮廓规则，质软，若肿大、硬化或结节均提示梗阻或感染的可能。④精索：触摸其中输精管的硬度，有无结节、压痛及不对称情况，特别注意是否有精索静脉曲张。精索静脉曲张多出现在左侧。⑤前列腺：经肛诊可检查其大小，有无硬结、肿物及其他病变，还可按摩取前列腺液检查。正常可触及前列腺沟。⑥精囊：正常不易触及，慢性炎症时常增大有触痛。⑦尿道：有无瘘孔、下裂、硬结。⑧阴囊及腹股沟：注意观察是否有手术瘢痕、鞘膜积液、病理性淋巴结肿大。

3. 相关辅助检查

（1）精液检查　这是男性生育前检查的重要一环，包括常规精液分析、形态学分析、抗体检测及精液的各项生化指标等。精液分析主要包括精液常规分析和精子功能检查，精液常规分析中的精子总数、精子浓度、精子活力等参数是评估精液质量的重要参数。精液分析虽然不能作为男性生育力的直接评估方法和金标准，但却是男性生育力最简单、最直观和最重要的评估。精液中的一些生化指标可以对男性内生殖器的生精能力进行评估，如：前列腺的功能可以通过精浆锌、柠檬酸、酸性磷酸酶反映；精囊腺的功能可以通过果糖含量反映；附睾的功能可以通过精浆游离左旋毒素和中性 α–糖苷酶反映；精子的受精能力可以通过顶体酶活性检测来反映。根据WHO标准，如果精液分析是正常的，那么1次精液检查就足够了；如果至少2次精液分析的结果是异常的，则需要做进一步的男科检查和治疗。

需要注意的是，取精方式、禁欲时间也会影

响男性不育的诊疗。禁欲时间过长会引起精子活力降低，取精容器污染、精液所处环境温度过低或过高也会影响精子活力。应在禁欲2～7天取精以保证相对较好的精液质量，禁欲期间应放松心情，有规律的饮食和休息。取精前保持外阴部的清洁，尽可能将一次射出的精液全部留取不要遗漏。

（2）若男性数年没有进行过详细的身体检查，那就有必要接受全面检查，排除是否有糖尿病、高血压等慢性疾病，这些疾病也会影响精子质量。

（3）多普勒超声检查在男性不育影像学中应用最为广泛，阴囊、双侧睾丸、附睾常作为检查内容，可以对静脉曲张进行较好的诊断。若有高泌乳素血症或促性腺激素不足的患者，怀疑有垂体肿瘤时可进行MR检查。

（4）生殖道感染相关微生物检查常包括：支原体、衣原体、淋球菌、梅毒等。37岁的李女士因为想怀二胎做过一些常规的备孕评估，基本没什么问题，男方精液分析也正常，但试了数月还是未能怀上，后来检测男方的衣原体发现阳性，给予夫妻双方规范治疗后很快就怀上了。一般我们常认为女方衣原体阴性男方也应该没事，但是有时也会表现为男方衣原体阳性女方阴性的可能，所以对于备孕的夫妻双方，均要检测是否有生殖道感染的情况。

（5）免疫学检查常用检查项目有混合球蛋白反应

（MAR）、抗精子抗体（ASA）。若MAR＞10%则有抗精子抗体包被，或抗精子抗体阳性均应考虑免疫性不育的可能。

（6）内分泌的检查　若精子密度＜10×10^6/mL，会有性功能障碍或内分泌疾病表现，此时有必要检查血清激素水平，一般检测甲状腺功能3项和性激素5项，通过初筛就可发现大多数内分泌异常问题。对有些患者还应该监测抑制素–B来明确患者的生精能力。

（7）对于有不良孕产史的夫妻双方常需检测外周血染色体，必要时男方还会对精子DNA的完整性进行检测。

需要鉴别的是：少精子症（精子总数＜39×10^6/每次射精，精子浓度＜10×10^6/mL）；弱精子症（前向运动精子＜32%）；畸形精子症（正常形态的精子比率＜4%）。在大多数情况下，3种病理状况可同时发生，称之为少弱畸形精子综合征。对于准备要二孩的男性而言，大多数都是三四十岁甚至更大年纪，精液对比二十来岁的男性来说肯定是没那么优质的。精液具有一定波动性，一条精子从产生到成熟至有受精能力，一般需要3个月或是更久，每个医院的检测方式或有差別，需要结合实际进行综合评估。

精液化验结果的评估，要根据检验者自身的状况来综合评价，而不是仅仅通过验单上的数据来下结论。譬如对同样化验结果的25岁男性和45岁男性，两者的生育力一定是不同的，不会因为验单数据一样，就评估他们具有同样的生育能力。

李女士计划二胎怀孕前来门诊时，夫妇双方同时到场，要求一同进行检查，以期望优生。有这种意识的夫妇其实在人群中也不少。他们有知识、有文化，对健康的要求也高。李女士首先就告诉我其爱人患前列腺炎，担心会影响宝宝的健康。我告诉她，有些男性的前列腺炎很难彻底治愈，但不是所有患前列腺炎的人都不能计划怀孕。男性精液的精浆中一部分就是前列腺分泌的，有炎症有可能导致精液液化异常从而受孕困难，但不是所有的前列腺炎患者都会影响到怀孕。因此，只要不是急性感染期，都建议积极尝试怀孕，而不要因为这个原因错过了怀孕的最佳时机。

怀孕是夫妻双方共同的事，如果我们的注意力只集中在女方，当不育的真正原因出在男方时，就常常找不到问题所在。接下来我还要谈谈对精液报告单的阅读。

"王医生，我爱人精液畸形率99%，我们还有机会生出健康的孩子吗？"这是拿到精液报告后患者最为常见的

广州医科大学附属第三医院
The Third Affiliated Hospital of Guangzhou Medical University

精液分析

联系电话：81292202

姓名：	性别：男	标本：精液		
病历号：	年龄：32岁	科别：生殖助孕	样本号：53	检验者：郭丽媛
诊断：不育		实验室诊断：	床号：	审核者：周华

项目名称	结果	单位	项目名称	结果	单位
采集时间	10:25		室温	25	℃
送检时间	10:30		采精方法	手淫法	
分析时间	10:40		禁欲天数	3	天
精液体积	2.4	ml	液化时间	15	
稀释比例	1:0		液化状态	完全液化	
精液颜色	乳黄		粘稠度	正常	
酸碱度	7.2		精子存活率	68	%
精子浓度	8.5	10^6/ml	圆细胞	1	10^6/ml
总精子数	20.40	10^6/一次射精	白细胞	0	10^6/ml
扫描精子总数	224		红细胞	0	10^6/ml
前向运动(PR)	17	%	快速前向运动(a.级)	5	%
非前向运动(NP)	1	%	慢速或呆滞前向运动(b.级)	12	%
总活力(PR+NP)	18	%	非前向运动(c.级)	1	%
不动(IM)	82	%	不动(d.级)	82	%
平均路径速度(VAP)	37.6	μm/s	精子平均偏摆幅值(ALH)	2.9	μm
平均直线运动速度(VSL)	29.5	μm/s	运动的前向性STR(VSL/VAP)	76	
平均曲线运动速度(VCL)	65.7	μm/s	运动的直线性LIN(VSL/VCL)	46	
精子平均鞭打频率(BCF)	22.5	Hz	精子头部面积(μmsq)	2.8	
精子头部椭圆度	82				
畸形率	99	%	正常形态	1	%
头部(H%)	99	%	畸形精子指数(TZI)	1.24	
中段(M%)	17	%	精子畸形指数(SDI)	1.23	
主段(P%)	6	%	总缺陷(aZ)	123	
过景残余胞质(C%)	1	%	小头及顶体缺损占畸形精子	60	%

附：2010年WHO提供的正常精液参考值

仪器恒温箱内温37±1℃。　采用巴氏染色法。

禁欲时间：2-7天　液化时间：<60min　PH 值：>7.2 颜色：灰白色 精液量：>=1.5ml 白细胞：<=1×10^6/ml

总活动力（PR+NP）：>=40%或　前向运动（PR）：>=32% 存活率：>=58%

精子浓度：>=15×10^6/ml　总精子数：>=39×10^6/每次射精

正常形态：>=4%

畸形精子指数(TZI)<1.6　精子畸形指数(SDI)<1.6

备注：

| 采集时间：2015-12-25 | 接收时间：2015-12-25 | 报告时间：2015-12-25 15:53:12 |
| 检验时间：2015-12-25 | | 打印时间：2017-02-16 09:44:19 |

祝身体健康! 此验单只对该检验标本负责，结果仅供临床参考!

图3-1　精液分析报告单

反应。我常常开玩笑地问："你会看化验单吗？怎么就得出结论来了？"我们以这张精液单（图3-1）来看看。

　　其实所有指标要综合起来才可以反映精子正常与否，精液畸形率＞96％才是异常，那99％又有多大影响呢？除外畸形率，如果其他指标正常，我们一般建议患者，不要太纠结这一项指标。为什么呢？单凭畸形率判断精子正常与否并不准确，就像我们人一样，譬如，我们从一个人的外表能判断出他生理、心理健康吗？能判断出他的工作能力吗？畸形率就是根据精子的外形来判断的，而这个标准是根据世界卫生组织的结果来定的，所以与中国人的相符率就差了点，从外形上一比，个个不一样，就像我们遇到一个外国人，看一眼就判断他不是中国人一样。那是不是畸形率就真这么没有意义吗？其实不是的。如果畸形都集中在精子头部，而且伴SDI比较高，残余胞质比较高的时候，我们会要求患者再次复查，并且多查一个精子顶体酶活性的高低。为什么呢？当精子畸形率异常到一定水平的时候，精子头部的顶体酶活性就会下降，那顶体酶是干什么的呢？顶体酶是精子穿入卵子的开路先锋，没有足够的顶体酶，精子无法穿入卵子内，它们就没法形成胚胎。所以精液报告一定要专业医生综合分析，而且一定要结合患者的年龄才能正确评估患者的生育能力。

再举个例子，有位男士在外院做精液分析多次，精液量最多就是0.8mL，其他指标全部正常，患者觉得自己没有什么问题，这指标不都差不多嘛。但我却说，你一定按照要求复查一次，如果精液的量依然很低，那要考虑通过助孕技术怀孕。为什么？精液量太少，自然同房的条件下，精子都到不了宫颈口，在阴道内就"身先士卒"了。也就是说，精子连真正的战场都没上就牺牲了。而且，男性精液随年龄变化，精液量每年减少0.02mL。这位男士的检查结果说明其生育力下降比较快，就像有些女性40岁就绝经了，而有些要到50岁才绝经是一样的道理。

提示

男性不育检查主要是精液分析，为无创检查。为了您爱的女人，你们的家庭，建议首先男方检查以排除1/3的男性不育的因素。

第二节
治疗方法

　　一份细致准确的评估是能够进行有效治疗的前提。对男性生育功能进行相关评估后，接下来的任务就是针对每个人的具体情况采取相应的治疗方法。治疗方法主要包括：病因治疗、经验性治疗、辅助生殖技术。一般来说，我们会优先选择伤害较小的治疗方法（比如药物治疗），然后再是更为复杂、昂贵、伤害较大的方法（比如胞浆内单精子注射）。

　　下面我们将对相关的治疗方法进行简要介绍：

　　1. 药物治疗

　　首先，我们知道精子的生成需要3个月左右，在药物的治疗过程中切不可操之过急，应该维持2～3个月才能更好地评估用药效果。如果复查精液的效果不佳则需要调整方案，如果效果尚可则继续原方案治疗。以下是常用到的一些药物：

　　（1）抗雌激素类　抗雌激素药物可在下丘脑竞争性

地与类固醇受体结合，抑制血循环中类固醇（如17β-雌二醇）的反馈作用，结果使促性腺释放激素释放，从而使FSH、LH及睾酮也相应分泌增加，刺激睾丸生精功能的改善。这类药包括他莫昔芬、氯米芬等，可应用于原因不明的男性不育，如精索静脉曲张术后少精症、特发性少精症患者等，特别是血清卵泡刺激素未升高者。

（2）抗氧化剂　主要包括一些维生素和微量元素，可以减轻氧化应激损伤，保护精子质膜，防止精子受氧自由基损伤从而提高生育能力。一般少弱畸精症的患者都可适量服用。

（3）免疫抑制剂　对于免疫性不育的患者，如ASA（+）、MAR＞10%等，给予泼尼松等免疫抑制剂治疗，用药期间注意剂量的调整和副作用。

（4）抗生素　由于男性生殖道解剖结构特殊，若精液报告中出现数量较多的白细胞、衣原体阳性等泌尿生殖系统炎症的情况，根据细菌培养结果及药敏试验合理使用抗生素治疗，无法确定微生物种类则选取广谱抗生素。注意患者有无药物过敏史。

（5）溴隐亭　泌乳素高的患者，常选择溴隐亭（多巴胺受体激动剂）作为治疗药物。溴隐亭能直接抑制垂体泌乳素的分泌，改善性功能障碍和生精功能。

（6）促性腺激素　适用于低促性腺激素性性功能低下的不育症患者，常用药物有人绒毛膜促性腺激素（HCG）、人绝经期促性腺激素（HMG）。适用于各种促性腺激素分泌不足性腺功能障碍（原发性、继发性）。促性腺激素替代治疗前应常规行性激素检测，排除高泌乳素血症，对于怀疑垂体肿瘤者应行MR检查。

（7）雄激素类　大剂量雄激素可抑制内源性脑垂体促性腺激素释放激素分泌，从而抑制精子生成，形成无精子状态。停止雄激素治疗后，脑垂体可随之大量释放储存的促性腺激素释放激素，可以促使精子生成恢复并高于治疗前的水平。

（8）优甲乐　适用于甲状腺功能低下的患者。若是有甲状腺功能亢进，也要服用相应的药物。

总之，男性的内分泌异常，治疗原则与女性的治疗是一样的，而且对因治疗是非常有效的。

2. 手术治疗

有些男性不育症患者存在器质性病变，单纯通过药物治疗效果不佳，只能采取手术治疗的方法才能达到更好的目的。下面对需要手术的情况进行介绍：

（1）精索静脉曲张（VC）　VC可导致生精细胞凋

亡异常和氧化应激反应，使生精细胞损伤，引起不育或胚胎缺陷。手术治疗可改善患者的精液质量、减少精液氧化应激、提高抗氧化能力、减少精子DNA损伤。对不存在其他不育因素、精液质量异常情况不太严重、睾丸体积正常的VC患者，可考虑栓塞术或精索静脉高位结扎术治疗，术后半年到1年内精子质量可出现好转，若1～2年仍未生育则需要重新评估。对于无精症或睾丸体积减小，血清FSH明显较高的患者，手术效果较差，多不考虑手术。

（2）生殖器曾受到较大创伤、骨盆骨折、尿瘘、静脉瘘等，需要进行相关外科手术处理。

（3）垂体瘤、甲状腺功能亢进症等可治疗的全身性疾病也需进行全切或是次全切。

但对于年龄较大的男性，考虑到治疗时间长，恢复的不确定性，尽量建议直接选择辅助生殖技术来进行助孕。

3. 辅助生殖技术

随着对配子与胚胎培养条件的不断优化，辅助生殖技术的成功率显著提高，现已成为治疗不孕不育症的理想治疗措施之一。辅助生殖技术（ART）是指通过对卵子、精子、受精卵、胚胎

提示

对于不育的家庭来说，除了临床治疗，自身需要作出一些改变才能更好地备孕，比如平时加强锻炼，早起早睡，多吃新鲜的水果、蔬菜，少玩手机等电子产品，少抽烟、喝酒，不穿过紧的裤子，保持心情舒畅等。有

（下转109页）

的操作处理，实现治疗不育的技术。主要包括：人工授精（AI），体外受精—胚胎移植（IVF-ET），卵胞浆单精子注射（ICSI），卵子体外成熟（IVM），卵子、精子和胚胎冻融技术，移植前遗传学诊断（PGD）等。在ART选择时需要结合夫妻双方的不育因素并符合相应的适应证。

（1）AI　由于精液来源不同，AI分为夫精人工授精（AIH）和供精（非配偶）人工授精（AID）。不论实施AIH还是AID治疗，受精前精子都须进行优选诱导获能处理，这样可以去除含有抑制与影响受精成分的精浆，激活诱导精子获能。两者适应证不同，AIH治疗适用于：性交障碍及生殖道畸形；精子在女性生殖道内运行障碍；少弱精症；原因不明的不育。AID治疗适用于：无精症；男方或家族中有不宜生育的遗传疾病；夫妻间特殊性血型或免疫不相容；严重少弱畸精症。一般来说，生育二胎的家庭，对是否接受AID治疗，要多考虑一些，毕竟这个孩子从遗传学角度上说不是自家的孩子。

（2）IVF-ET　体外受精所需精子数目相对较少，A级+B级精子超过100万即可。对于男性精子过少、活力低、精液量过少、免疫性不育、抗精子抗体阳性的患者可考虑此技术。

（3）ICSI　是通过借助显微镜操作将单个精子注射入卵子胞浆内使其受精的方法。对精子的数量要求不是很高，不用进行精子的诱导获能处理，只需选择一个肉眼上观察到的形态正常、运动缓慢的精子先予以制动。适用于：IVF-ET失败；严重少弱畸精症者；需行PGD者；免疫性不育者；精子无顶体或顶体功能异常的患者。但由于ICSI把精子直接注射入卵子内，因此自然优选、淘汰的过程都被我们的辅助生育技术省略了，一些异常的遗传因素通过这种方式又被遗传了下去。接受辅助生育技术，怀孕的概率是增加了，但IVF-ET毕竟是在体外经实验室培养，将来孩子的健康、生育力、应激反应能力、抗衰老能力都有不明确的因素，所以能自然受孕的应该尽量自然受孕，尽量少地接受辅助生育的干预来怀孕。特别是ICSI生育的孩子，把自然受孕过程中自然淘汰的步骤全部省略，之前一些可自然淘汰的不良基因，通过这样先进的技术传递给了下一代，影响子代的健康。比如，严重少弱畸精症患者生育的男孩后代，极有可能将来仍然患严重少弱畸精症，无法自然生育。因此，在临床也看到辅助生育技术后怀孕的女性出现流产率偏高、早产概率高等产科并发症，也许与怀孕时候错过了这些自然淘汰的过程是有关系的。

（上接107页）
很多不育的男性患者精液分析中畸形率稍微偏高但其他都正常的，我们一般就主张他们改变生活习惯，吃些维生素，每天用冰水敷阴囊做做物理治疗，不要去桑拿房、温泉等高温环境。然后女方也调整好状态后有可能自然就受孕了。

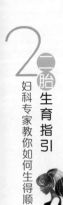

总之，作为生育的另一半的男性，有必要积极参与到备孕及优生检查的过程中，为拥有一个健康宝宝尽一份父亲应该尽的责任。

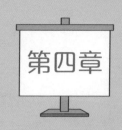

第四章

怀孕后应注意些什么

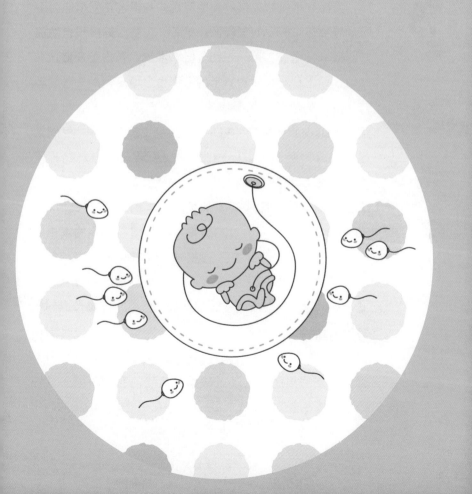

伴随社会的不断发展进步，人们的生育观念也存在着较大改变。从目前情况来看，计划生育二胎的女性大多年龄在35～45岁，这个年龄段的女性，由于年龄的增大使得生育各方面的风险增大：第一，高龄女性的生育能力下降，会出现不排卵或排卵周期不规律的情况，受孕能力下降，导致怀孕概率明显降低。第二，高龄孕妇出现自然流产的概率会增加。第三，助孕概率增加，药物干预增加。高龄孕妇出现胎儿发育异常的概率也会增高，发生各种各样的胎儿先天畸形的概率会远远高于35岁以下的妇女。第四，出现胎儿早产的概率会增大。2015年，《保健杂侃》曾就高龄孕产妇问题归纳过2项调查报告，结果显示：①先天愚型胎儿的发生率，会随着孕妇年龄的增加而成倍增长，孕妇25～29岁的发生率大约是0.11%，孕妇30～35岁的发生率约为0.26%，孕妇36～40岁的发生率上升至0.56%。②女性到35岁时，流产概率可达20%，42岁时达到50%以上，而在45岁时更是高达74.7%。由此可见，对于高龄女性在计划怀第二胎前，应该考虑到年龄因素所带来的潜在风险。有些女性有长期的慢性病病史，加之有相当一部分女性第一胎为剖宫产，再次生育必然面临着瘢痕子宫、子宫破裂等风险问题，所以一旦怀孕，就要严密监护。

第一节
关注早孕期

　　这里首先要强调的是，一旦发现怀孕，就应该尽快看医生。前面已经讲述了二胎的夫妇生育力相对低下，出现异常的概率增大。而对胚胎质量的评估，越早准确性越高，所以有必要尽早看医生。同时，要尽快排除是否有宫外孕的风险。由于网络信息的快速传递，太多女性现在都有这样的基础知识：血HCG翻倍就算好，黄体酮水平太低不好。其实仅仅知道这样浅显的知识，是没法确定胚胎质量的。评估早期胚胎质量，医生到底需要些什么信息？

　　早孕初诊：在确定怀孕时，医生要了解孕妈妈的怀孕情况，什么时候验孕的？月经几时来的？甚至包括月经情况、之前的孕产史、既往史、家族史等，并进行相应的检查。对这些问题的详细分析如下：

▬ 病史

患者年龄；本次妊娠过程有无病毒感染、用药、发热史；职业接触、运动、睡眠等情况。同时要了解月经史及孕产史：月经周期的长短影响了预产期的预算和胎儿生长发育的监测。是否有检测排卵，了解排卵时机。了解孕次、流产史、有无难产史及死胎、死产史、前次分娩方式等等，以及上一次怀孕的异常情况。了解妊娠前有无高血压、糖尿病、肝肾疾病及有无做过手术。家族及配偶情况：有无遗传性疾病等。对有遗传性疾病家族史者，应及时产前咨询和及时检查，尽可能避免遗传病儿的出生。

▬ 全身检查

观察孕妇营养状况、发育、身材，身材矮小的孕妇常伴有骨盆狭窄，计算体重指数（body mass index，BMI），BMI=体重（kg）/[身高（m^2）]，评估营养健康状况。行全身体格检查；测量血压，正常血压不应超过140/90mmHg；行血常规、甲状腺功能检测以及超声检查。特别对于迎接二胎的高龄孕妇而言，由于身体机能的下降，运动的懈怠，各个方面的检查结果更应慎重对待。

二　胚胎质量的评估

了解上述的基本情况之后，首先进行抽血检查评估胚胎质量，要求验尿阳性发现怀孕后就抽血进行HCG、E_2、P的检查，隔天再抽血复查，通过动态观察激素变化来了解胚胎质量。对有风险的一些患者会根据病史进行血常规、凝血常规、抗心磷脂抗体、甚至血流变学等的检查，以排除是否有血栓前表现的风险，从而确定之后的保胎措施。

阿丽，26岁，原发不孕2年，月经需借助药物，BMI：19。促排卵治疗第一个周期就怀孕了。但排卵后第14天，HCG：87U/L，E_2：>3670pmol/L，P：>127nmol/L。第16天测得HCG：60U/L。建议患者停用所有黄体支持药物，等待来月经。大约4天后就有月经来潮，经检测发现HCG已经降至正常。

阿丽休息了2个月，促排卵后就又怀孕了。第14天测的HCG：26U/L，E_2：1 117pmol/L，P：62.4nmol/L。第16天测得HCG：62U/L。建议患者停用所有黄体支持药物，等待来月经。但这次停药后，并没有像上一次那样就来月经了。1周过后没月经来潮，抽血化验，HCG：780U/L。马上做阴道超声检测，提示宫内有个小孕囊，大小约5mm×4mm，但未见卵黄囊。考虑早早孕。虽然血值一直在上升，但与正常怀孕血值的趋势相比，评估不好。因此，给患者做了详细解释后，同意观察后再做决定。建议患者10天后来复查B超。B超显示：宫内孕5mm×4mm，未见胚芽，考虑胎停，也就是在这10天中胚胎没有怎么发育。后来行清宫术。这期间患者没有出血。

所以，并不是像大家掌握的信息，HCG翻倍就没有问题了。早期胚胎评估其实是一个非常复杂的问题，就像农民种地一样，种子发芽后，是不是每一个都可以有硕果，并不是从发芽就可以确定的。

在生育过程中出现一次流产，一般不会做过多的干预，为什么呢？因为在人群中一次自然流产的概率高达30%左右，因此，一般不会做特殊处理。好比农民种地，种子发芽率＞60%，种地人不会考虑自己的水平和土壤有问题的。没有发芽的，可以再种一次，或补苗即可了。但出现了2次流产时，就要考虑为什么2次都不行。在自然状态，连续2次流产就要引起重视，因此，2次流产的时候，医生就不会像之前一样，继续给阿丽尝试促排卵怀孕了，而是根据流产的情况，夫妇双方做一些排除性检查，明确2次流产是否有什么特定原因。如果不解决，下一次怀孕，流产的风险依然很大。检查结果发现，年纪小小的阿丽有很严重的高胰岛素血症和胰岛素抵抗问题。后来对阿丽的生活习惯及饮食做了仔细调整，同时采用了药物治疗，直到胰岛素抵抗的问题有较大改善之后，再开始了促排卵的治疗。待排卵后14天，验尿两条杠时，抽血检测显示HCG：243U/L，E_2：>3 670pmol/L，P：>127nmol/L。第16天抽血，HCG：665U/L。做常规孕期检查及处理，阿丽怀孕10月后剖宫产一健康女儿。

怀孕早期，抽血检查HCG的翻倍也是有原则范围的，与大家在网络上搜索到的HCG翻倍即可的信息有很大的出入。抽血结果也受到在计划怀孕之前用药的影响，同时与患者自身的代谢水平有关。而且，怀孕是一个动态变化的过程，很难依据一次血HCG值来判断胚胎发育的好坏。

在这里要提到一种特别的情况，就是试管婴儿—胚胎移植后的患者。因为辅助生育技术在哪一天置入胚胎是确定的，因此，哪一天抽血以及化验结果比较确定。有些在胚胎放置后的12天或14天抽血，或者囊胚放置的7~8天后抽血。如果抽血化验结果不好，比如血HCG<50U/L，评估不理想，就如实告诉患者并让其等来月经后休息

2～3个月再考虑治疗。其中有些患者不能很快把HCG降至正常。有的阴道出血，以为是来月经，但月经一直不干净于是到妇科门诊或中医门诊来调经。此时，一定要记得再测一次HCG，确定出血是月经还是怀孕异常造成的。虽然试管婴儿是把胚胎放到子宫腔内的，但有时它也会游到其他地方去，譬如在输卵管定居下来，因此也有可能造成宫外孕。

　　2年前我有个患者就是这样的情况。她来门诊就告诉我要调月经，我说先验尿排除一下怀孕吧，但她告诉我上个月就没有同房。不知出于什么原因，她也没有告诉我她做了试管婴儿，曾做取卵和移植的手术。但B超结果提示她有宫外孕的可能。我就B超结果再次追问，她才说清楚情况，赶快收入院行手术处理，后来切除了一侧的输卵管。现在想想都后怕，如果没有发现而漏诊了，哪一天突然间输卵管破裂大出血，随时都有生命危险呢。因此，对评估不理想的患者，要让患者认识到风险，配合复诊和治疗，把怀孕异常的风险降到最低，减少对以后怀孕的影响。

四　健康教育

1. 怀孕后阴道出血的认识和预防

太多女性，一旦发现怀孕，马上就进入了"大熊猫"

的生活方式。即刻进补，卧床休息。而且一旦发现阴道分泌物异常，简直就是惊弓之鸟。针对这些情况。我经常给患者交代的第一句话：预防感冒，少去人多的地方。第二句：禁止性生活。第三句：不要看到阴道出血，马上就要来医院，先观察一下出血的情况再决定是否要去医院看医生。如果血量少，就一点血丝，或者就像月经快干净时的褐色分泌物，不用急着来医院。想一想，这些不孕患者，多多少少都是有些原因才怀孕困难的，而且大多数患者是经过医疗干预以后才怀孕的，因此，就容易出现医学上讲的"先兆流产"，也就是孕妈妈自己观察到的阴道出血。怀孕后，经过早期的胚胎评估，如果质量是可以的，即使有流产风险，但医生已经干预处理了。因担心流产而过度保胎，对宝宝的健康也会有影响。所以，对怀孕后出现的情况要三思而后行。如果突然间出血很多，如同月经量或比月经量多，那是要上医院看医生的，以防大出血而危及生命。

2. 营养和生活方式指导

一旦怀孕，就有患者开始问，大夫，我可以吃水鱼吗？大夫，我可以吃花胶吗？大夫，我可以吃燕窝吗？……就饮食来说，因为怀孕，胃口会差，厌油腻。怀孕后，体内雌激素的增多，使得胃肠蠕动减慢，让许多女性没有食欲，而且容易恶心，甚至呕吐。其实，这是身体的一种自我保护。为什么这么说呢？因为怀孕后胚胎要获取营养，营养从哪里来？要从形成的胎盘来，胎盘要形成，最为主要的是新生血管功能强，胎盘功能自然就会好。如果吃得太过油腻，容易有小血栓或微血栓形成，就不利于胎盘的形成，胎盘形成困难，胚胎自然会因为没有营养而流产。比如燕窝有养颜的功效，它可能会对凝血功能有影响，因此，不建议天天吃。那孕期吃，可能就有不安全因素。而且，常规饮食已经能满足需求了。所以，建议患者要饮食清淡，多喝水，多走走路。特别是多囊卵巢综合征伴有胰岛素抵抗或糖代谢异常的患者，适当活动，才有利于体内糖、脂代谢的正常运转，才能对胎盘形成有利，才有利于宝宝的生长。

因此，建议怀孕后的女性，饮食均衡，不要吃从前没有吃过的东西，为什么呢？之前没有接触过，万一过敏了怎么办？怀孕期又不能随便用药，真要出现过敏，的确是很麻烦的。而这些问题本来是可以预防的。可现在的姑娘都比较"娇气"，特别是怀孕后自己先把自己宠得一塌糊涂。吃了不舒服，就什么也不吃，一定要通过肠外营养来支撑自己，这是非常愚蠢的做法。我常常交代那些吃不了东西的孕妇们，如果能吃白粥、咸菜也比你来医院接受静脉输液强。胚胎早期是不会缺乏营养的。而胚胎在9周前是一个细胞分化的过程，最为担心是受到畸变，将来孩子不健康。

3. 计划怀孕前3个月就可以补充叶酸

补充叶酸0.4～0.8mg/d至妊娠12周。发现有叶酸代谢异常的患者，才需要补充高剂量叶酸至5mg/d。

4. 避免接触有害物质，慎用药物

好多人在发现怀孕之前，曾服用过各种各样的药物，怀孕后就开始担心药物对未来宝宝的各种影响，甚至做出人流的选择。假如在孕6周前的用药，如果影响到胚胎，胚胎大多数是发育不下去的，多会自然流产。特别是排卵后1周内使用的药物，是不用考虑药物对胚胎的影响的，因为这个时间段，胚胎在输卵管，无法受到母体血液内物质的影响。但如果是超过排卵1周后的用药，那就不好排除了，风险就可能真的存在。有时候自然界的优胜劣汰，可能是最好的选择。

提示

不是所有的保胎，都必须要卧床休息。如果处于活动性出血阶段，建议患者卧床休息。

五　推算预产期

按末次月经第1日算起，月份减3或加9，日数加7。若孕妇不记得末次月经日期或哺乳期尚未月经来潮而受孕，可根据早孕反应开始出现时间、胎动开始时间、子宫底高度及B超检查结果推算出预产期。临床上，若依据末次月经推算的预产期与首次可见宫内孕囊的B超所提示的预产期相差1周以上，我们一般以B超提示的预产期为准。

六　瘢痕妊娠

广州医科大学附属第三医院二胎人群中，第一胎剖宫产者占了大部分，再次妊娠面临着瘢痕妊娠、子宫破裂等风险。那么，瘢痕妊娠真的无药可救吗？也不尽然。35岁李女士，8年前行剖宫产术。开放二胎以后做了相关孕前准备，成功怀孕。还没开心多久，早孕初次B超便浇了李女士一盆冷水，原来B超提示李女士是瘢痕妊娠，也就是说，李女士的宫内妊娠囊刚好长在了上次剖宫产切口处。门诊医生建议李女士入院观察、处理。李女士住院后，要求暂先观察。1周以来，李女士并未出现腹痛、阴道流血等现象，再次复查B超，胎儿长势良好，已经可以看见胎心搏动，李女士强烈要求保胎。经医生讨论后，认为李女士腹中胎儿存活，长势佳，暂未出现不良情况，可以尝试继续妊娠。并和李女士充分沟通，建议其孕中期、孕晚期

B超监测子宫瘢痕厚度，妊娠过程中若发现瘢痕厚度薄弱难以承受妊娠，便及时处理；如果存在胎盘植入，也并非不可能保住子宫。李女士了解病情，明白风险，仍愿一搏。后来李女士产检至孕足月，顺利剖宫产出一儿子。整个怀孕过程中我们不放松警惕，密切关注任何蛛丝马迹，确保万无一失。

我们不推崇瘢痕妊娠，也并不建议广大女性冒着生命危险怀二胎。现二胎妈妈多数步入高龄，怀孕不易，但是也请各位已成功怀孕、正在产检的妈妈，一切先以自己身体为重，多为家人着想。在产检过程中，努力配合医生，该当机立断之时，不要过多犹豫，有机会保住宝宝，更应打起十二分精神保护自己才是。

宫外孕

受精卵在子宫体腔以外着床称为异位妊娠，也就是宫外孕。宫外孕依受精卵在子宫体腔外种植部位不同而分为：输卵管妊娠、卵巢妊娠、腹腔妊娠、阔韧带妊娠、宫颈妊娠。宫外孕若表现为流产型或破裂，会出现阴道流血。反之，阴道没有流血，并不代表排除宫外孕，所以，孕早期抽血HCG＞2 000U/L时可行B超检查以尽早确认是否为宫内妊娠。

八　先兆流产

一旦早期怀孕有出血、腹痛等可能流产的症状，在确定了宫内妊娠后，才会给予药物以帮助安胎。对那些多次反复流产，需要早期保胎的患者，一定要告知有宫外孕的风险。医生与患者都要警惕这种异常妊娠的风险。此外，感染也会引起流产。当阴道分泌物增加、有恶臭味、颜色偏黄、阴道瘙痒时，可能存在感染现象。不管是尚未怀孕或怀孕初期，如有感染现象，须就医将病症治愈，否则未来可能引起早产，甚至晚期流产。还有一半的流产是源于胚胎染色体异常，母体会对异常的染色体自动产生排斥，这是自然淘汰，应以平常心对待。

九　胎盘附着位置太低

由于多次流产及刮宫、剖宫产、子宫手术等造成的子宫腔异常或因为辅助生殖技术受孕，均可能导致胎盘附着位置过低。正常的胎盘附着于子宫体的底部、后壁、前壁或侧壁；如果胎盘附着在子宫下段，胎盘边缘达到或覆盖子宫颈内口，胎盘位置低于胎儿先露部者，称为低置胎盘或前置胎盘，前者在日后随着妊娠月份的增加，胎盘自然往上拉，对分娩影响不大；后者在孕期会有无痛性的阴道出血，需在产前明确诊断。

孕妇情绪受刺激、过于劳累

孕妇如果因为情绪受刺激或过于劳累、工作压力大，每次出现少量的出血，只要多卧床休息，即可改善症状。但在初次发现有出血现象时，最好还是到医院看医生以免错失治疗时机。

26岁幺妹，初产妇，因妊娠剧吐住院输液治疗。住院期间情绪波动极大，出现少量阴道流血，B超提示宫内妊娠，可见胎心搏动。黄体酮安胎后出血很快停止，但幺妹情绪没能很好缓解。早上查房无应答，医生和家属反复沟通无效。发展到后来，虽然没有流产征象，但幺妹突然开始自捶腹部，拒绝任何补液、安胎治疗，并要求行人工流术。医生及其家属再次反复安慰劝说，并请心理科会诊，经过治疗，幺妹情绪得到改善，逐渐适应了早孕期各种反应和不适，能积极配合治疗，度过孕期各种不顺利，足月顺产一宝宝。孕期是一个复杂的过程，不仅仅初产妇，高龄经产妇更是承受着莫大压力。妊娠过程

125

提示

早孕期，胚胎质量的评估和排除宫外孕是放在第一位的，而且越早越好。无论结局好坏，尽量减少对孕妈妈健康的影响。

很漫长，孕妈妈们如果早孕反应严重或有先兆流产征象的，可以在家中静养休息一段时间，切莫给自己太大压力。如果心情烦躁，适当放下手中忙活的事情，听听音乐、看看书，和家人聊聊天，一切并没有我们想象中的那么难熬。毕竟，新生命到来的喜悦胜过所有。

第二节
孕期监护

　　孕期监护，也就是产前保健，从医学角度解释就是要定期到医院看医生，向医生汇报近期的情况，并做相应的相关检查。定期检查能连续观察了解各个阶段胎儿发育和孕妇身体变化的情况，例如胎儿在子宫内生长发育是否正常，孕妇营养是否良好等；也可及时发现孕妇常见的妊娠合发症如妊娠水肿、妊娠期糖尿病、贫血等疾病的早期表现，以便及时处理，防止疾病向严重阶段发展，从而能够保证孕妇和胎儿的健康直至安全分娩。美国妇产科医师学会（2002年）把产前保健（prenatal care）定义为：从妊娠开始到分娩前的整个时期，对孕妇及胎儿进行健康检查以及对孕妇进行心理上的指导，包括早孕诊断、首次产前检查和随后的产前检查及胎儿出生缺陷的筛查与诊断。这是监测胎儿发育和宫内生长环境，监护孕妇各系统变化，促进健康教育与咨询，提高妊娠质量，减少出生缺陷的重要措施。

怀孕后，度过了早孕的流产风险之后，应该怎么去做产科检查呢？一般认为整个妊娠过程的产前检查要求是9~11次。妊娠早期、中期和晚期孕妇与胎儿的变化不同，产前检查的次数与内容也不同。其实，从确诊妊娠早期开始的检查都应该算是产前检查的内容了。时间一般在6~8周为宜，妊娠20~36周时每4周检查1次，妊娠37周以后每周检查1次，高危孕妇应酌情增加产前检查次数。孕妇每一次到医院看医生必须要做的主要有：①回答医师问诊（跟医生交流，把自己的感受告诉医生）；②学习孕期保健知识；③孕期咨询；④学习优生营养知识。不同的时期有不同的要求，见表4-1。

■ 孕6~13^{+6}周

建立孕期保健手册；确定孕周，推算预产期；评估孕期高危因素；测体重、血压，计算体重指数，听胎心；查血常规、尿常规、血型（ABO和Rh）、空腹血糖、血清TSH筛查，肝功能和肾功能，乙型肝炎表面抗原、梅毒螺旋体、HIV筛查；B超检查（妊娠11~13^{+6}周）测量NT（胎儿颈部透明层厚度），根据NT结果行早期胎儿染色体非整倍体异常筛查，心电图。高危或检查结果存在

表4-1 产前检查的次数与方案

常规检查及保健	备查项目	健康教育
第1次检查（6~13^{+6}周） 1. 建立妊娠期保健手册 2. 确定孕周、推算预产期 3. 评估妊娠期高危因素 4. 血压、体重与体重指数、胎心率 5. 血常规、尿常规、血型（ABO和Rh）、空腹血糖、肝功能和肾功能、乙型肝炎病毒表面抗原、梅毒螺旋体、HIV筛查	1. HCV筛查 2. 珠蛋白生成障碍性贫血筛查 3. 血清TSH筛查 4. 血清铁蛋白 5. 宫颈细胞学检查 6. 宫颈分泌物检测淋球菌、衣原体和细菌性阴道病的检测 7. 早孕期非整合母体血清学筛查（10~13^{+6}周） 8. 早孕期超声检查，妊娠11~13^{+6}周超声测量胎儿NT厚度 9. 妊娠10~12周绒毛无活检 10. 心电图	1. 营养和生活方式的指导 2. 避免接触有毒物质和宠物 3. 慎用药物 4. 孕期疫苗的接种 5. 改变不良生活方式；避免高强度、高噪音环境和家庭暴力 6. 继续补充叶酸0.4~0.8mg/d至3个月，有条件者可继续服用含叶酸的复合维生素
第2次检查（14~19^{+6}周） 1. 分析首次产前检查的结果 2. 血压、体重、宫底高度、腹围、胎心率 3. 中孕期非整合母体血清学筛查（15~20周）	羊膜腔穿刺检查胎儿染色体（16~21周；针对预产期时孕妇年龄35岁及以上或高危人群）	1. 中孕期胎儿非整合筛查的意义 2. Hb<105g/L，补充元素铁60~100mg/d 3. 开始补充元素钙剂，600mg/d

续表

检查	常规检查及保健	备查项目	健康教育
第3次检查（20～23^{+6}周）	1. 血压、体重、腹围、胎心率，宫底高度，胎儿系统超声筛查（18～24周） 2. 血常规、尿常规	宫颈评估（超声测量宫颈长度，早产高危者）	1. 早产的认识和预防 2. 营养和生活方式的指导 3. 胎儿系统超声筛查的意义
第4次检查（24～27^{+6}周）	1. 血压、体重、腹围、胎心率，宫底高度，胎位 2. 75g OGTT、尿常规	1. 抗D滴度复查（Rh阴性者） 2. 宫颈阴道分泌物fFN检测（早产高危者）	1. 早产的认识和预防 2. 营养和生活方式的指导 3. 妊娠期糖尿病筛查的意义
第5次检查（28～31^{+6}周）	1. 血压、体重、腹围、胎心率，宫底高度，胎位 2. 产科超声检查 3. 血常规、尿常规	超声测量宫颈长度或宫颈阴道分泌物fFN检测	1. 分娩方式指导 2. 开始注意胎动 3. 母乳喂养指导 4. 新生儿护理指导
第6次检查（32～36^{+6}周）	1. 血压、体重、腹围、胎心率，宫底高度，胎位 2. 尿常规	1. GBS筛查（35～37周） 2. 肝功能、血清胆汁酸检测（32～34周，怀疑ICP孕妇） 3. NST检查（34周开始，高危者） 4. 心电图复查（高危者）	1. 分娩前相关指导 2. 分娩相关知识 3. 新生儿疾病筛查 4. 抑郁症的预防
第7～11次检查（37～41^{+6}周）	1. 血压、体重、腹围、胎心率，宫底高度，胎位，宫颈检查（Bishop评分） 2. 血常规、尿常规	1. 产科超声检查 2. NST检查（每周1次）	1. 新生儿免疫接种 2. 产褥期指导 3. 胎儿宫内情况的监护 4. 超过41周，住院并引产

异常的孕妇需进一步完善相关检查以便做下一步处理。早孕期做好健康教育及指导，继续口服叶酸，有腹痛或阴道流血及时就诊，预约下次产检时间。

■ 孕14～19^{+6}周

测体重、血压、宫高、腹围，听胎心，中孕期胎儿染色体非整倍体异常筛查（孕15～20周，最佳检测孕周为16～18周）。如果孕妇有晚期自然流产史或早产病史，建议阴道超声测量宫颈长度（常在16～18周开始测量，根据宫颈长度变化调整相应超声检查次数）。开始补充钙剂和多元维生素片，有条件者可选用营养素，预约下次产检时间。

我国营养学会推荐孕妇于孕3月后每日从饮食中补锌20mg，因为若锌补充不足，会影响胎儿生长发育，可导致胎儿生长受限、矮小症、流产等。另外建议整个妊娠期间，每日膳食中碘的供给量为175g，以避免发生胎儿甲状腺功能减退和神经系统发育不良。一般来说，到孕12周之后，就开始服用多元维生素片了。值得一提的是，有些孕妇总是盲目推崇国外的维生素好，买来也没有仔细看说明书，其中有一部分患者购买的保健产品不一定适合孕妈妈服用。其实国内产品也完全可以满足母婴的需求。

孕18周后，B超检查可发现胎动，孕20周后孕妇可感觉到胎动。这段时期，孕妈妈们还应注意其他微量元素的补充。我国营养学会建议，从孕16周开始，每日摄入钙1 000mg，于妊娠晚期增至1 500mg。妊娠期增加钙的摄入，可保证孕妇骨骼中的钙不至因满足胎儿对钙的需要而被大量消耗。孕20周起，建议开始口服硫酸亚铁，每日0.3g，因孕妇每日膳食中铁的供应量为28mg，难以从膳食中得到补充。

二胎妈妈，特别是上一胎顺产者，容易在孕19周左右出现阴道的少量出血或总觉得下腹不适。对孕妈妈行B超检查时可能会发现宫颈内口分离、外口已开等情况，这说明孕妈妈存在宫颈机能不全，容易有早产甚至流产风险。这种情况越早发现，越早处理，预后越好。32岁符女士便遇到了这种状况，在孕20周时出现阴道出血，B超检查提示符女士宫颈内口分离，剩余宫颈管19mm。在排除有宫腔感染后，收入院积极行宫颈环扎术。之后建议符女士在家休息，尽量少负重，不要坐太矮的板凳（担心腹压太大，引起宫缩而导致早产）。符女士小心安胎，最终再次足月顺产1孩。

2016年母胎医学学会（SMFM）指出：常规宫颈长度（cervical length）筛查可用来识别早产高危女性，继而接受干预治疗达到预防早产的目的。基于人口研究和孕周评估，临床上诊断宫颈过短的临界值在20~30mm。自发性早产的风险同宫颈长度成反比：宫颈长度越短，早产风险越高。在一项针对孕中期孕妇的研究中，只有1.7%的孕妇宫颈长度<15mm，但是却占<28孕周早产的86%，占<32孕周早产的58%。宫颈环扎术是一个小手术，确切手术时间没有指定，一般情况下认为孕20周之内为宜。顺利手术后，原本有早产、流产风险的二胎孕妇便相当于上了一道保险锁，也有利于妈妈们放松心情。但发现有宫腔感染的患者不适合行宫颈环扎手术。

还有，曾经怀孕有特殊问题的孕妈妈，要根据具体问题做相应的检查。小娟今年42岁，3年前怀孕，在孕7⁺月时发现胎儿的心脏有问题，后来做了引产术。今年又怀孕了，NT结果也正常，本来建议她做羊水穿刺，可是她怎么都放心不下，后来做了无创的DNA检测，没有发现问题。又建议她除外常规检查，务必在孕26周时做一个胎儿的超声心动图来再次确认胎儿的心脏这次是否有问题。

二 孕20 ~ 23⁺⁶周

测体重、血压、宫高、腹围，听胎心，感受胎动存在，注意双下肢有无水肿；完善胎儿系统超声筛查，排除胎儿严重畸形；查血常规、尿常规。继续补充钙剂和多元维生素片，有条件者继续选用营养素，预约下次产检时间。

这个阶段的超声检查主要是对胎儿畸形进行筛查，胎儿畸形的检出率为50%～70%，所以，并非超声检查结果无异常就进了保险箱。有一些器官仍然发育未完善的问题还无法排除呢。而且，有一些畸形是没法通过B超发现的，如甲状腺缺如、先天性巨结肠等，所以对应用超声检查排除畸形要有正确的认识。

到孕中期后，胎儿生长速度加快，孕妇需要的热量比非孕期高25%。如果营养不佳，不仅容易造成流产、早产、死产和畸形，而且影响胎儿发育，低体重儿出生后体弱易病，死亡率高，并约有30%表现为智力落后。孕4～6个月是胎儿大脑发育的快速生长期。整个孕期的营养，在这个阶段是最为重要的，宝宝聪明不聪明的物质基础在这个阶段奠定。该阶段的饮食应多样化，补充各种不能合成的氨基酸、微量元素等非常关键。孕妇应每日增加进食蛋白质15g；孕7~9个月，每日增加25g蛋白质以满足胎儿发育的需要。对碳水化合物，每日需进主食0.4~0.5kg以满足需要。在中期需要注意铁剂的补充。孕期和分娩期共需要铁约1 g。每日膳食中铁的供给量为28mg，因此很难从膳食中得到补充，故主张孕4~5个月起口服补铁。同时要保证蔬菜、水果的摄入，水分供应充足，每天饮水8杯（共1 500mL）以上。多饮用酸奶，添加益生菌，维持肠道健康，保持大便通畅，减少孕妇痔疮的出现和加重。在南方，有时候我会建议便秘患者每天早晨饮一杯蜂蜜水，每天吃一个火龙果。如果这样处理后仍没有解决便秘问题，那就选择接受药物治疗吧。其实这个阶段对孕妈妈来说是相对比较轻松的，但同时要注意肌肉痉挛、腹痛、阴道流血、头痛、心悸、气短、下肢浮肿等症状的出现。必要时找医生诊治。

四 孕24~27⁺⁶周

测体重、血压、宫高、腹围，听胎心，感受胎动变化，注意双下肢有无水肿，GDM筛查：75gOGTT，尿常规，抗D滴度检查（O型血RH阴性的孕妇）。继续补充钙剂和多元维生素片，有条件者继续选用营养素，预约下次产检时间。

在这期间，有一项很重要的检查——"糖尿病筛查"，也就是OGTT试验。追求二胎的高龄孕妈妈更应注意。2014年中国妊娠合并糖尿病诊治指南中曾提到：25～35岁孕妇，妊娠期糖尿病风险比＜25岁者增加2.9倍，35～40岁者增加5.2倍，而＞40岁的孕妇，则增加了8.2倍。另外，妊娠期糖尿病有妊娠期高血压、甲状腺功能异常、微血管病变、感染、羊水过多等并发症。所以，血糖一直是高龄孕妇的关注重点。

在我们产科有一个特色的糖妈妈专区，除了有专职医生确定胰岛素的剂量来调控血糖，还有专门的营养护士跟踪指导糖妈妈们的运动和饮食。我们先来看看WHO对妊娠期间糖尿病的诊断和分类，见图4-1。

不少糖妈妈早期诊断及时发现后，不必住院调控血糖，可以在血糖平稳后，通过门诊管理，在家自行监测血糖。因而，我们通过指南所制定的诊断流程（图4-2）来了解什么是正常血糖、异常血糖。

糖妈妈如何配合门诊管理和治疗呢？

①积极与营养师或专科护士沟通，了解自己饮食结构的合理性，配合营养师进行饮食控制；②重视健康宣教，认识妊娠期血糖稳定调控的重要性以及血糖的控制范围；

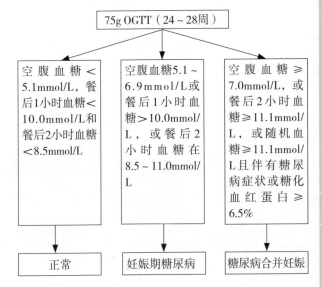

图4-1 妊娠期间糖尿病诊断和分类

2013年世界卫生组织对妊娠期第一次监测到高血糖症的诊断标准和分类

2011年世界卫生组织利用糖化血红蛋白对糖尿病的诊断

2006年世界卫生组织对糖尿病和中间型高血糖的定义和诊断

③学会自我检测血糖；④制定合理的运动方案；⑤及时检测有无并发症。

高血糖并不可怕，孕妈妈们也不需要"谈糖色变"，只要早期发现，认真处理，积极配合治

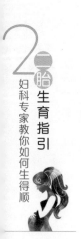

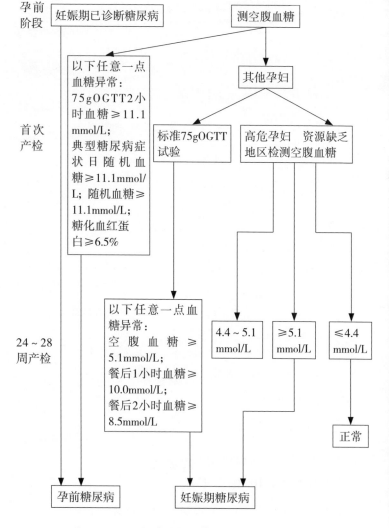

图4-2 妊娠合并糖尿病诊断流程（2014版）

疗，糖妈妈和宝宝们也会有一个美好结局。

　　这里重点要说的是，多囊卵巢综合征在孕早期就伴有胰岛素抵抗的患者，不一定要等到24周才进行OGTT（口服葡萄糖耐量试验）的筛查，当发现饮食、体重改变异常时就要积极排除是否有糖尿病的风险。注意糖尿病"三高一低"的表现（多饮、多食、多尿、消瘦）。

五　孕28 ~ 31^{+6}周

　　测体重、血压、宫高、腹围，听胎心，数胎动，注意双下肢有无水肿，查血常规、尿常规，中晚孕I级B超：胎儿生长发育情况、羊水量、胎位、胎盘位置。分娩方式、母乳喂养及新生儿护理指导。继续补充钙剂和多元维生素片，有条件者继续选用营养素，预约下次产检时间。

　　在28周之后，孕妈妈应该每天习惯数胎动，以便及时发现胎儿的异常状况。28周后宝宝安全的第一守卫者就是孕妈妈。每天认真填好胎动表，一旦有异常，要及时看医生。

六　孕32 ~ 36^{+6}周

　　测体重、血压、宫高、腹围，听胎心，数胎

动，注意有无双下肢水肿，注意有无宫缩，查尿常规，B族链球菌筛查（妊娠35～37周），复查肝功能（妊娠32～34周），血清胆汁酸检测，复查心电图，胎心监测。分娩前生活方式指导，分娩相关知识，新生儿疾病筛查，抑郁症预防。继续补充钙剂和多元维生素片，有条件者继续选用营养素，预约下次产检时间。

孕37～41+6周

测体重、血压、宫高、腹围，听胎心，数胎动，注意双下肢有无水肿，注意有无宫缩。

中晚孕I级B超+胎儿血流，胎心监测（每周1次），37周及40周行宫颈检查（Bishop评分），告知孕妇超过41周未临产则需住院并引产。新生儿免疫接种，产褥期指导，胎儿宫内情况的监护。

在孕晚期，有些意外总会不期而至。胎膜早破，也就是常说的"破水"，是孕晚期最常见的现象之一。临产前发生的胎膜破裂称为胎膜早破。根据最新统计，在所有新生儿中胎膜早破的发生率高达20%，在早产儿中更是达到40%。其中妊娠20周以后，未满37周的胎膜早破称为未足月胎膜早破。早产的发生率为妊娠总数的5%～9%，是围产儿死亡的主要原因之一，故应重视。孕晚期要严格避免性生活，避免负重和腹部撞击。有胎位异常、妊娠合并子宫发育畸形、多胎妊娠、羊水过多、巨大儿、孕晚期胎头高浮未入盆者更应重视早产的预防。另外，有泌尿、生殖系统感染时应及时治疗。接近预产期时应及时清洁乳房，有乳头凹陷者可开始往外牵拉，为哺乳做好准备。

36岁杨女士，已经生过一个孩子了，在怀上二孩孕37$^+$周时，阴道流液2小时在急诊就诊。杨女士希望在待产区等待自然生产，但急诊科医生拒绝按照患者意愿处理，积极将其送上产房，产房医生通过胎儿监护仪监测胎儿宫内情况，未发现任何异常。观察了12小时后未临产（破水后），立即予以催产素催产，杨女士产程顺利，分娩一女孩，母女平安。因此，对足月的胎膜早破，积极助产，对母女平安还是很重要的。

为何胎膜早破要及时处理？①破水后，阴道内的病原微生物容易上行感染，感染程度与破膜时间长短有关。②容易使胎儿并发绒毛膜羊膜炎、新生儿吸入性肺炎、败血症、脐带受压、脐带脱垂等。本例中，杨女士的胎儿已足月，可及时终止妊娠。未足月者，在孕34周之前，经医生评估后，若有条件，可期待保胎，抗感染、促胎肺、抑宫缩。孕34周之后到37周之前，已接近足月，

提示
孕妇感觉有持续性的阴道溢液，阴道流水量多，超过月经量提示羊膜破裂，极少数可少于月经量。自觉有异常阴道溢液，应及时就诊。最好是采取左侧卧位，抬高臀部，预防脐带脱垂。

90％以上的胎儿肺已经成熟，因其存活率接近足月儿，此时不宜保胎，虽然从新生儿感染的结局方面当前尚无充分证据证明积极引产可显著减少新生儿严重感染的发生率，但是积极引产可以减少绒毛膜羊膜炎、羊水过少、胎儿窘迫等导致的新生儿不良结局。

八　孕期不推荐的常规检查内容

骨盆外测量，弓形虫、巨细胞病毒、单纯疱疹病毒血清学筛查，细菌性阴道病筛查，宫颈阴道分泌物FFN检测及超声宫颈评估，水肿检查，每次产检时检查蛋白尿和血常规，甲状腺功能筛查，结核病筛查。

九　胎教

近年来胎教已经广为孕妈妈们接受。其实，胎教的思想起源于我国。目前国外也在大力开展胎教的研究，并普遍认为中国是胎教的发源地。西汉刘向的《烈女卷》中讲道："古者妇人妊子寝不侧，坐不边，立不跛，不食邪味，割不正不食，席不正不坐，目不视于邪色，耳不听于淫声，夜则读诗书，道正色。如此则生子形容端正，才德必过人矣。"

迄今为止世界上最成功的一例胎教个案发生在一对普通的美国夫妇身上。这对夫妇培养了4个天才儿童：大女儿5岁时，便从幼儿园一下子升到高中一年级，10岁便成为当时全美最年轻的大学生；其他3个女儿也同样优秀。4个孩子的智商都在160以上，均被列入了仅占全美人口5%的高智商者的行列。面对全世界各大媒体的采访，她们的母亲总是说："这是因为孩子还在胎内的时候，我们就开始教育的结果。胎儿好像一架崭新的计算机，我们不过是输入了信息而已。"

其实，胎教最为基本的是母亲的情绪和思想会影响胎儿的发育。因此，作为孕妈妈，一定要心态平和，时时与宝宝交流。在思维深处要提醒自己，现在不是你一个人，而是两人一组的团队，要想团队优秀，你这个领头人就要把握好方向。我的女儿写得一手好字，虽然她从来没有刻意去练字。但我这个妈妈热爱写毛笔字，在整个孕期一直坚持写毛笔字的习惯。也许这中间有着我们不能很明白的关联。而且我还观察到，母亲孕期心态好，与宝宝交流多，出生后的孩子极少哭闹，孩子在日常生活中也比较好带，容易帮他（她）们建立好的生活习惯。因此，胎教要做到以下4点：

· 均衡——均衡的饮食（胎教根本）

- 平衡——平衡的心态（胎教目标）
- 优化胎儿生长环境——自然生态环境
- 良好的人文环境

　　胎教的关键是母亲的情绪和态度，最理解母亲心情的是胎儿，每一位准妈妈都要以平和、和蔼、稳定的情绪来保护这个小生命，直到他平平安安地来到这个世界。

第三节
分娩方式

十月怀胎一朝分娩，等待了十个月的宝宝就要和大家见面了，大家期待着！随着生产日子的一天天临近，孕妇不可避免地要做出分娩方式的选择。

■ 分娩方式的选择

骨盆是胎儿娩出的骨性产道。如果骨盆发育异常，那自然分娩就受到威胁。但到底采用哪种方式分娩并不仅仅由骨盆决定。分娩方式也取决于胎儿大小、胎位、胎儿有无畸形以及母体有无严重的妊娠合并症或并发症。除此以外，还要考虑人的精神心理因素，心理因素会影响机体内部的平衡、适应能力和健康。

自然分娩的优点：分娩时阵痛，分娩结束后，生殖器官逐渐复原，产后恢复快。但需要有毅力来完成分娩过程。自然生产对于胎儿也是有诸多好处的。但高龄产妇及子宫有瘢痕等问题的必须慎重考虑，有以下情况的要考虑剖宫产：①骨盆明显狭小或畸形；②阴道、软产道、盆腔、宫颈出现特殊病变或畸形；③胎位异常，如横位、复合臀位；④产前出血；⑤子宫有瘢痕；⑥妊娠合并症或并发症严重；⑦先兆子宫破裂；⑧做过生殖器修补者；⑨35岁以上高龄产妇且有严重的合并症或并发症短期内不能尽快分娩者；⑩胎儿体重超过4 000g，或出现宫内缺氧、脐带脱垂等；⑪胎盘前置等。如果母亲或胎儿有病理情况，短期内分娩困难，急诊剖宫产可增加胎儿存活机会。由于剖宫产后腹部有伤口的存在，对孕妈妈术后的饮食、活动、哺乳、避孕以及将来的健康状况都有一定的影响。

孕妇需要剖宫产重点考虑以下3个方面的因素：

（1）胎儿因素　大多是因为巨大儿、臀位、早产儿（早产儿颅骨发育不成熟，经阴道时脑容易受伤）。

（2）母亲因素　骨盆小、高血压、有妊娠合并症和并发症、第一胎是剖宫产等。

（3）胎盘因素　常见的有前置胎盘、胎盘早剥等。

在孕期，发现无论是妈妈还是宝宝存在难产因素，都应该尽早纠正，对无法纠正的要密切监测，适时终止妊娠。

认识假临产

孕妇在分娩发动前（有些可于分娩前2周反复出现）常出现假临产。假临产的特点是：宫缩持续时间短（不超过30秒）且不恒定，间歇时间长且不规律，宫缩强度不逐渐增加，常在夜间出现，清晨消失，宫缩时不适主要在下腹部，不伴有宫颈管的缩短及宫口的扩张。孕妇应正确对待这种不适，认识到这种假临产是一种生理现象，一般不会影响孕妇及胎儿的健康，不要因此影响睡眠、饮食及情绪。临产前，多数初孕妇感到上腹部较前舒适，进食量增加，呼吸较前轻快，这是因为胎头入盆、子宫底下降所致。

了解见红

见红是在分娩前24~48小时内，宫颈内口附近的胎膜与子宫壁分离，毛细血管破裂经阴道排出少量血液，与宫颈黏液栓相混排出，称为见红。见红是分娩即将开始的可靠征象。这种阴道流血比月经少，如果超过月经量即为异常。

四 临产到来

临产以后，孕妇应尽量放松精神，及时排空

大便，定时小便，保证摄入充分的水分和能量。阵痛时尽量不要大声叫喊，可采取深呼吸减轻痛苦，宫缩间歇期尽量安静休息，同时配合好医生观察产程中的一些特殊处理，如肛查、阴道检查、胎心监护等。多年来，广州医科大学附属第三医院一直开展家庭式产房（即Doula制度），允许丈夫、家人或有经验的人员陪伴分娩，以精神上的鼓励、心理上的安慰、体力上的支持，使孕妇消除恐惧、焦虑，保持良好的精神状态和体力，以顺利度过分娩全过程。这种陪伴分娩能降低剖宫产率，减少产科干预，缩短产程，减少围生儿发病率及产妇发病率，提高顺产率，由此也能看出，孕妇的精神心理因素对自然分娩至关重要。而且，为了要家人在陪伴分娩中起到更好的作用，孕妇在产检过程中其家人必须上孕妇学校的陪伴分娩课程。这样，既保证了产房工作的顺畅，又将家属陪伴的作用得到充分发挥，对分娩质量非常有用。

前面提到过，开放二胎政策以来，现今我们所面临的孕妇群体，相当部分因为各种各样的原因，前一胎做过剖宫产。挨了一刀，瘢痕在所难免。可是，瘢痕子宫的孕妇，第二胎就没有顺产的可能了吗？40岁的邱女士，10年前因胎儿窘迫行剖宫产术。这位孕妈妈给我印象特别深刻的一点就是，生完第一胎后，她从不考虑避孕的问题，接连做了7次人工流产，这是她第9次怀孕。邱女士特别勇敢，瘢痕子宫、高龄、多次流产史统统没有吓退她，这一次，她要求尝试顺产。评估过邱女士的骨盆、胎儿大小、瘢痕厚度等条件之后，医生同意邱女士试产。在整个产程中，医生、助产士严密监护，随时注意观察邱女士的生命体征、胎儿的胎心监测等，最终，邱女士有惊无险顺产成功。

五 产后哪些措施有利于顺利恢复

适当活动及做产后健身操，是产后顺利恢复的主要措施。自然分娩、没有产后大出血情况的产妇在生产后6~12小时就可以下床走动，3~5天后就可做一些收缩骨盆的运动，而在产后2周，就可以做柔软体操或伸展运动。待会阴伤口拆线疼痛消失后即应做产后健身操。剖宫产在手术后2天就可以下床走动，3~5天后就可做一些收缩骨盆的运动。视伤口愈合情况，一般来说，产后1个月可开始做伸展运动，而产后6~8周才适合做锻炼腹肌的运动。

尽早适当活动及做产后健身操有利于产妇体力恢复及排尿、排便，减少静脉栓塞的机会，且有助于骨盆底及腹肌张力恢复。产后健身操包括能增强腹肌张力的抬腿、仰卧起坐，增强盆底肌及筋膜的缩肛运动，锻炼腰肌的腰肌回转运动，产后健身操的运动量应由小到大，循序渐进。每天早晚各做15分钟，至少持续3个月，次数由少渐多，勿勉强或过度劳累；若有恶露增多或疼痛增加，需暂停，等恢复正常后再开始。

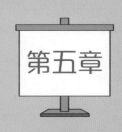

第五章

产后应注意些什么

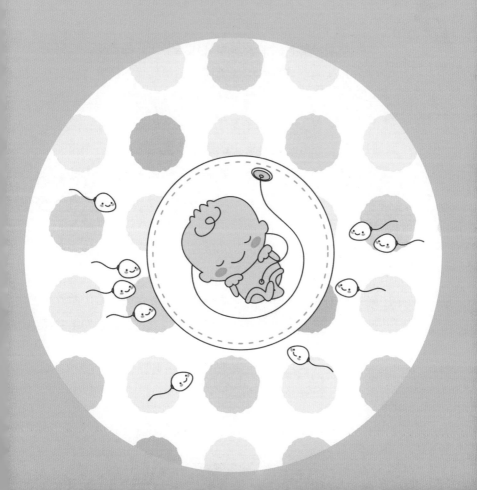

第一节
产后抑郁

随着医学科学的发展和现代医学模式的改变，心身医学日益受到临床各学科的重视，妇产科也不例外，尤其是孕产妇的心理保健，越来越受到了人们的普遍关注。产后12个月，是妇女一生中发生精神疾患的高危时期，同未孕时相比，妇女患精神疾患的危险程度在产后第一个月，可增高20多倍。最近看到一则新闻，湖南一名产妇得知二胎仍是女儿，情绪抑郁，导致难治性产后大出血，同时潜意识里抗拒抢救，最终切除子宫。整个抢救过程她输入了60多袋血制品，足足流失9 000mL血，相当于全身换了两次血。这简直匪夷所思，并且让人为她女儿的将来担忧。可见，产后抑郁所导致的后果有多么严重，而随着二胎政策的开放，大家更应正确认识这个问题。下面，我们来共同了解一下什么是产后抑郁，并带着积极的心态正视和迎战这一特殊的抑郁症。

■ 产后抑郁的定义及表现

产褥期出现的抑郁症状叫产后抑郁症。多在产后2周内出现症状，产后3个月以内发病者占90%以上。主要表现有：情绪低落、兴趣和愉快感丧失、劳累感增加和活动减少及精力降低。具体表现为情绪改变：心情压抑、沮丧、情绪淡漠，甚至焦虑、恐惧、易怒。每到夜间抑郁症状加重，有时表现为孤独、不愿见人或伤心、流泪；自我评价降低，自暴自弃、负罪感；对身边的人充满敌意，与家人、丈夫关系不协调；创造性思维受损，主动性降低；对生活缺乏信心，出现厌食、易疲倦，严重者杀婴或自杀。产后抑郁预后良好，70%患者在1年内治愈，极少数持续1年以上。

■ 产后抑郁症发生的原因

大量研究报道均认为，产妇发生产后抑郁的因素主要受与产妇相关的社会因素影响，包括：孕产妇教育程度、职业、年龄、经济收入、社会地位、夫妻关系、分娩方式、新生儿性别、健康、喂养方式、医护满意度、围产期知识宣教、社会支持感、母婴交流及产后心理疏导等多种因素。2012年，Silva等也研究了低社会经济地位、低学历等在产后抑郁中所起到的作用。相关性最强的因素为既往精神疾病史、家族中有精神病患者史、生活事件、社会支持；另外，有学者提出内分泌因素在产后抑郁的发生上有一定影响，内分泌功能的不平衡，可能成为重要的促发因素；而心理因素，如厌恶妊娠、对分娩的紧张恐惧、担心婴儿抚养等种种问题，也可成为诱发因素。病前性格，如好胜、责任感强及个性敏感者也易发生产后抑郁。

二 怎样预防产后抑郁症

首先是医务人员及时护理、指导、看管和帮助，鼓励产妇表达自己的心情，提高产妇的自信心和自尊感，调整好情绪，保持良好的心理状态，正确面对孩子降临后的一系列问题。家属同时要给予产妇无微不至的关怀照顾，当产妇表现烦躁、忧虑、易发脾气时，给予安慰劝导。一旦产妇出现上面所述的抑郁症状时，就必须尽早去医院就医，千万不可隐瞒病情，以免延误治疗。

孕妈妈们在生产前后，首先应积极与医生沟通，做好心理、营养、卫生、健康、母乳喂养技术等咨询，从而做到从容不迫，增强信心。其次，在遇到相关棘手问题时，不要紧张、焦虑，多咨询，多试手，相信自己一定能行的。另外，许多二胎妈妈在孩子出生前就在思想上已经确定了胎儿的性别，当出生后发现不一样时，无所适从，而出现抑郁症。因此，在生孩子之前，就不要如此武断地确定二胎性别。生男生女有那么重要吗？说实话，如若单就是为了要一个男孩"传宗接代"，实在不必要有那么大的压力，血缘亲情摆在眼前，不会因为性别而被割断。

四　如何面对和处理产后抑郁症

如若孕妈妈发现自己有了产后抑郁的部分症状，不要害怕，要及时同家人、医生沟通，诉说心中烦恼及苦闷，努力解决令自己措手不及的问题，充分享受和宝宝相处的乐趣。如果失眠或者烦躁不能自已，可在医生的指导下适当用药。当然，自我心理调整、家人的支持理解，才是最关键的良药。

如果产妇只是产后心情忧郁，而没有成为抑郁症，那就努力让自己的心情放松，等待着体内激素水平调整，总会形成平衡，适应新的生活。创造适宜的产后恢复环境，需要限制来探望的人，减少不必要的电话，保持安静、舒适、卫生的休养环境。产后饮食应清淡而富有营养。产妇在休养中应适度增加运动，可以带着快乐心情做适量家务劳动和体育锻炼，这不仅能够转移注意力，不再将注意力全部集中在新生儿或者烦心的事情上，更可以使体内自动产生"快乐元素"，使孕妇的心情从内而外地愉快起来。珍惜每一个睡眠机会。产妇要学会创造各种条件，让自己睡觉，有时候，即便半小时的睡眠也能给自己带来好心情！当孩子安然入睡时，产妇不要去洗洗涮涮，而是要抓紧时间睡觉，哪怕是闭目养神也好。睡觉要记住关掉你的电话，不要让它惊扰了自己和孩子的好觉。学会寻求家人帮助。产妇自己要学会寻求丈夫、家人和朋友的帮助。尽量让家人明白，不要只顾沉浸在增添新宝贝的快乐中而忽略了产妇的心理变化。请他们多陪自己说说话，及时告诉自己一些育儿的经验。注意自我的心理调适。如果抱着坦然的态度接受这一切，有益于帮助产妇摆脱消极情绪。产妇在心理调适中，可以做一些自己喜欢做的事情，如看杂志、听音乐等，沉浸在自己的爱好中而忘记烦恼。夫妻间要换位思考和彼此理解。因为新添了孩子，丈夫会感到压力很大，他们会更勤奋地工作，妻子要理解丈夫的辛苦和对家庭的奉献，不要认为只有自己"劳苦功高"；而丈夫也应该理解妻子产后身体的变化与照顾孩子的辛苦，主动分担家务，不要把家务事全丢给妻子。夫妻之间要相互理解和交流，不要把对彼此的不满放在心里。

愿所有的妈妈，远离抑郁，幸福生活！

第二节
产后哺乳

母乳喂养的好处太多，母乳喂养对婴儿营养供给及母子之间的感情交流都是很重要的，但现在太多的产后妈妈奶水不足。首先要让产妇保证休息和营养，另外尽早给婴儿吸吮。不要发现乳汁不多，就放弃让孩子吸吮；要让孩子多吸吮，奶水才会多（吸吮对下奶水是一个很好的刺激）。产后初期在保证母婴休息好的条件下，1～2小时吸吮一次奶头。妈妈必须有毅力，不能轻言放弃，不要因母体的轻微不适或担心饿坏宝宝而停止哺乳。

对新妈妈来说，乳头护理很重要，乳头护理可以使乳头和乳晕部分皮肤变得坚韧结实，产后宝宝吸吮不会皲裂和破损，避免妈妈因为疼痛放弃喂母乳。乳头护理还可以纠正乳头凹陷，避免宝宝因为含不住乳头不得不放弃母乳。其实在孕期就要注意这个问题了，每次洗澡时就要注意清洗乳头，把分泌物清理干净。不要随意挤。每次喂养前后都需要把乳头清洗干净。将一块干净的软毛巾放在温热的水中浸湿，拧干，趁热敷在乳房上，一般10~15分钟即可，可防止乳头皲裂。有些孕妈妈孕期没做乳头护理，等到宝宝出生了，频繁吸吮，用力也很大，很容易把乳头吃破，疼得钻心，恐惧喂奶，慢慢就没奶了。

奶水过多的妈妈，甚至可以将少量奶水用来给宝宝洗脸，使得宝宝的皮肤减少过敏、皮疹等问题的出现。有些妈妈，产假结束后，工作忙，哺乳有困难，可以先把奶水用吸奶器吸出来，装在无菌的奶瓶中，然后在合适的时候，加热使用。

那婴儿什么时候戒奶合适呢？一般来说，母乳喂养10~12个月即可断奶。过早断奶对宝宝的生长发育可产生某些不良影响，因为母乳是宝宝最理想的天然营养食品。然而这并不意味着断奶越迟越好，特别是对那些奶量不足的母亲，可能需要更早的时间断奶呢。因为随着宝宝年龄的增长，母乳中营养素的成分已不能满足宝宝生长发育的需要，因此在出生4~6个月断奶也是没有问题的。比如对早产儿，母乳也不能满足婴儿营养的需要，而需要特别奶粉喂养婴儿才能满足早产儿的生长发育。或母亲有疾病不适合哺乳的，也不要勉强母乳喂养。总之，应权衡利弊来决定是否母乳喂养。对婴儿来说，断奶越迟，宝宝恋乳心理越强，不愿吃饭和进食辅食，从而影响生长发育，甚至发生营养不良。一般建议选择在天气凉爽的季节断奶最适宜，最好选择春秋两季断奶，因为冬天天气寒冷，宝宝抵抗力差，易患呼吸道感染等疾病，夏季炎热，宝宝胃肠功能减弱，更换食物容易出现消化不良，并且气温高，细菌易繁殖，稍不注意饮食卫生，就可引起胃肠道疾病。

一般来说，婴儿从4~5个月后就可以开始添加辅食了。从小量开始，由稀到稠，由细到粗，由一种到多种，由流质—半流质—软食，最后辅食转为主食。让婴儿逐渐习惯吃各种辅食，胃肠道也有了消化母乳以外食物的能力。断奶应采取渐进式，即第一天给婴儿减少一次母乳，以后每隔3天减少一次，并逐渐添加其他食物，最后，只是在夜间才有母乳食用。这样，断奶的时候，母乳的量也不多了，断奶就没那么辛苦。断奶时婴儿的身体必须健康，如果生病应等疾病痊愈后再逐渐断奶。

而对母亲来说，断奶也是一件辛苦的事情。乳胀、乳痛都会发生。挨过1周左右后，就基本断奶了。千万不可优柔寡断，中途改换主意。可以喝生麦芽茶，必要时可借助药物来断奶。

母亲在哺乳期间，有可能月经来潮，也有可能没有月经来潮。但即使没有月经来潮，也有可能有排卵，因此，夫妻同房之时，一定做好避孕措施，以免哺乳期怀孕而引起不必要的麻烦。

下面介绍2款催乳汤：

归芪鲫鱼汤

［原料］鲫鱼1尾（250g），当归10g，黄芪15g。

［制作］将鲫鱼洗净，去内脏和鱼鳞，与当归、黄芪同煮至熟即可。饮汤食鱼，每日服1剂。

［功效］益气养血，通络生乳。适用于产后气血不足，食欲不振，乳汁量少。

猪蹄花生汤

［原料］猪蹄1只，通草6g，花生60g，黄花菜30g。

［制作］猪蹄1只洗净剁成碎块，与花生、通草、黄花菜共煮烂，入油、盐等调味，分数次吃完。

［功效］滋补阴血，化生乳汁。适用于产后乳汁稀少，无乳胀，乳房柔软。

第三节
产后盆底康复

52岁的李女士尿频、尿失禁10年，快步行走、爬楼梯、打喷嚏或跳广场舞时会有少量尿液漏出，特别在人际交往时特显尴尬，经检查确定为盆底功能障碍。其实，像李女士这样的患者不是个案，据统计，我国已婚已育女性中，约45%有不同程度的盆底功能障碍，四五十岁的患者最集中，其中，一半以上存在不同程度的排尿异常。在欧美及日韩等发达国家和地区，早在二三十年前就已开始重视女性盆底功能障碍问题，对产后40天的妇女进行常规盆底肌肉训练。而在中国，知道要做产后盆底训练的人还不多。

很多人不知道，中老年时发生的盆底功能障碍，很可能是分娩损伤引发的。在女性盆骨和下肢之间，只有盆底肌等支持结构。盆底肌像弹簧床一样，承托和支持着膀胱、子宫、直肠等盆腔脏器（见图5-1），并有多项生理功能，包括控制排尿排便、维持阴道紧缩度、增加性快感等。

因此，说盆底"网"住了女性健康和"性"福，这并不夸张。

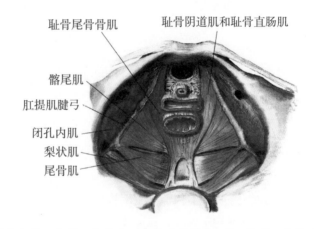

耻骨尾骨骨肌　　　　　　　耻骨阴道肌和耻骨直肠肌

髂尾肌

肛提肌腱弓

闭孔内肌

梨状肌

尾骨肌

图片来源：朱兰，朗景和. 女性盆底学［M］. 北京：人民卫生出版社，2008.

图5-1　盆腔结构

是不是觉得盆底肌看起来很结实的样子？但不幸的是，怀孕和分娩过程中，这里会发生很多变化。女性在妊娠、分娩的过程中，不可避免地对盆底肌造成损伤。怀孕时盆底会变得松弛，随着胎儿的慢慢长大，胎位下移，盆底也会受到越来越多的挤压。分娩时，会出现部分韧带松裂，"弹簧床"弹性变差，无法将器官固定在正常位置，从而出现功能障碍，如大小便失禁、脏器脱垂等。另外，还有患者在产后出现性生活质量下降、会阴伤口瘢痕疼痛、排便异常、尿潴留等问题。不过，出现盆底松弛，真正影响生活质量的后遗症可能要到几十年后才表现出来，因此没有引起人们的重视。

40岁的江女士1年前生下儿子，二胎的喜悦很快被随后的麻烦冲淡了。分娩3个月后，江女士在咳嗽、大笑、打喷嚏时，总是不由自主有尿漏出来，甚至还"尿过床"，情绪极受打击。更糟糕的一次，她带着宝宝去逛商场，突然尿急，怎么也控制不住，只得抱着孩子奔去厕所，可还没来得及推开厕所门，尿顺着裤管流了下来。那一刻，她觉得尴尬极了。

30岁的陈女士，产后42天盆底肌力检测：0～1级，伴阴道松弛，压力性尿失禁。她在专科医师的建议下接受了盆底康复治疗。一个疗程下来，陈女士欣喜地说："3年前顺产分娩孩子后，不仅出现了尿失禁，而且阴道松弛得很，常觉得下面有风，性生活时没什么感觉。这回生二胎后，接受了盆底康复治疗，不仅尿失禁症状没有了，夫妻之间也恢复了默契，太幸福了！"

所以，在"亡羊补牢，未为迟也"和"防微杜渐，防患未然"之间，无疑后者为更好的选择。事实上，产后1年内是盆底肌功能恢复的"黄金时间"。产后1～2周最适宜在家自行进行盆底康复训练，产后42天应到医院做一次盆底功能检查，发现问题尽早治疗，没有问题也要及时进行盆底康复训练。

盆底康复治疗具有无痛、无须服用药物、可重复等优点，并且有如做游戏般轻松愉快。康复训练系统利用电刺激能帮你"找准收缩的感觉"，通过仪器采用低频电刺激，使盆底肌肉被动收缩，让你体会正确的收缩位置，逐渐掌握自主收缩方法。盆底康复治疗五大训练方式如下：

（1）电子生物反馈 利用生物工程技术、生物信息原理，凭借高科技的治疗仪，制定个性化的治疗方案，针对不同患者采用不同频率、不同脉宽、不同强度的电刺激，不同效果的生物反馈模式，结合场景反射的训练，整个治疗过程"像玩游戏一样，能一边训练一边看着自己的运动曲线。"该行为训练技术可唤醒被损伤的盆底肌肉，增加盆底肌肉肌力和弹性，使盆底功能恢复正常，并增强阴道紧缩度，提高性生活质量，同时有利于预防和治疗尿失禁、子宫脱垂、阴道松弛等盆底障碍性疾病。

（2）功能性电刺激 一种被动的盆底康复方法，

属物理疗法，对无法正确、有效进行行为治疗的患者，电刺激可以准确地作用。如唤醒本体感受器、肌肉被动锻炼、抑制膀胱逼尿肌收缩、镇痛、促进局部血液循环。

（3）运动治疗　在家做盆底训练并不难，优先推荐的是盆底功能操，就是有意识地收缩阴道。初学者很难体会阴道收缩的力度，因此可以在排尿时收缩盆底，如尿流在收缩时终止，而放松时继续排出，就表示是正确的肌群收缩。在收缩盆底肌群的同时，要尽量避免大腿、背部和腹部肌肉的收缩。开始训练每次收缩尿道、肛门和会阴，持续5~10秒后放松，间隔5~10秒重复上述动作，连续5分钟，每天2次。以后逐渐增加训练量。如果觉得这一训练有难度，改做凯格尔训练（Kegel）缩肛运动（图5-2）也同样有效：随意取卧位或坐位，缓慢深吸气的同时主动收缩阴道及肛门括约肌，屏气并持续收缩5秒。每组训练20~30次，每天进行2~3组，6~8周为1个疗程，坚持越久越好。

（4）膀胱训练　指导患者记录每天的饮水和排尿情况，填写膀胱功能训练表，有意识地延迟排尿间隔，最后达到2.5~3小时排尿1次，使患者

提示

产后1年为盆底训练黄金时间，可在家常做缩肛锻炼。产后42天应到医院行盆底功能筛查，发现问题尽早治疗。

学会通过抑制尿急而延迟排尿。

（5）生活方式干预　减轻体重、生活起居规律、避免强体力劳动等。

坐月子期间就从这些动作开始吧……

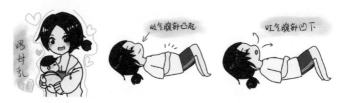

依恢复状况可慢慢加入……（剖宫产的产妇建议咨询医师意见）

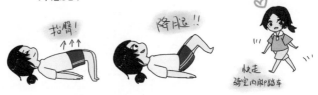

图5-2　产后健身训练

经过产后盆底筛查发现盆底功能障碍，程度轻尚可在家坚持盆底锻炼，若3个月后复查改善不明显需尽早在专科医师指导下进行。盆底肌肉训练要兼顾5个方面：强度、速率、持续时间、重复性和疲劳。缺乏专业指导的训练很难达到理想的效果。另外，每个人的盆底肌损伤情况和程度不同，没有统一的治疗和训练方案，且心理因素也会影响康复的进度，所以专科医师还需要根据个体的情况不断调整方案。

但是，如果有以下情况，请暂时不要做盆底肌康复训练：①阴道有出血。②泌尿生殖系统急性炎症。③合并恶性盆腔脏器肿瘤。④需植入心脏起搏器。⑤痴呆或不稳定癫痫发作。

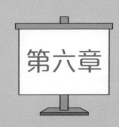

第六章

医生的困惑

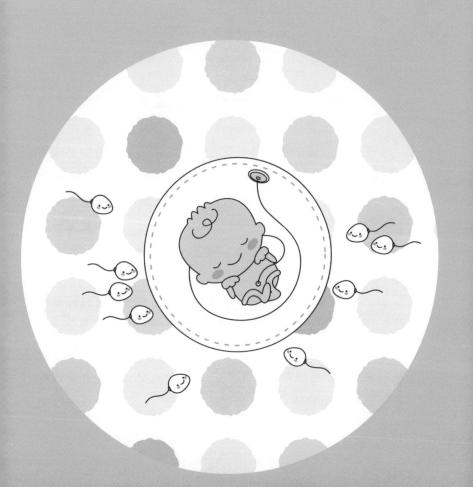

第一节
现代生殖辅助技术，人类的福音还是潘多拉的魔盒？

在金钱的驱动下，某些人使自己的子宫或者卵细胞成为制造婴儿、换取金钱的工具。这样一来，就形成了遗传学父母、生物学父母、社会学父母之间错综复杂的关系，容易出现法律上的纠纷。最近火热的冷冻技术也同样无法避免伦理学问题。冷冻胚胎的命运由谁来决定？胚胎冷冻后延迟种植时间过长，是否会引起辈分的改变等等，都随着辅助生殖技术的成熟而凸显在人们的生活之中。

更值得一提的是，单身男士和单身女士通过代孕和人工授精做未婚父亲和未婚母亲，从而产生未婚单亲家庭这个新型的社会体。同样，男、女同性恋者也可借助辅助生育技术组成同性双亲家庭，现在的"人造子宫"让男性甚至有机会体会"孕育生命的感觉"，妇女也许可以免受生育之苦。近代人类生殖医学发展新态势派生出的这些"生死科技"已经在挑战人类亘古不变的自然法则，人类对这些"生死科技"也越来越关注，并表示出极大的兴趣，甚至曾有人问我："你支持为同性恋者创造孩子吗？"21世纪生殖科技何去何从，我们姑且拭目以待。在辅助生育技术这一领域，规范及法规远远落后于技术的发展。医生、患者都在摸着石头过河，而这一技术的结果却是一个真真切切的生命，因此，患者在接受这些技术的时候，医生在使用这些技术的时候都应该谨慎。

▄ 医疗干预对子代及后代的影响

"生命的历程只有一次，错失了就永远不可能重来。所以，我必须抓住机会生第二胎，我不能让我的孩子没有兄弟姐妹，我也不能将家庭的未来全押在一个孩子身上，那不跟下赌注一样吗？要赌输了谁为我负责？"这是对一个都市二胎母亲的采访实录。

李女士曾是我这里千千万万不孕患者中的一员，治疗3年后好不容易才顺利生下一女孩，后来女儿到了青春期，别人家小孩都陆续来月经了，自己的女儿却仍然迟迟未来，请求我帮忙调理。经过初步检查发现她的女儿生殖激素各项均是低值，B超提示是始基子宫，诊断疑似低促性腺闭经，这样的患者如果不加以外源性激素调理，也许将一直不来月经，甚至连女性基本第二性征发育都谈不上。来自于自身生理方面的自卑感、以后可能承受的各方面社会家庭压力以及日后的生活质量是难以估量的。所以我一直给予她女儿雌激素结合孕激素调理。由于李女士此前一直因为不孕奔波多年，辗转看了许多专家也花了很多的钱，最后终于在我这里助孕成功，因此她十分信任我。此后近8年她的女儿一直在我这里开药调理，补充了外源性的雌激素和孕激素后，她的女性生殖系统生理功能逐渐恢复到同龄女性水平，但卵巢的窦卵泡数目一直只有1～2个，甚至显示不清，所以在她结婚后，同样面临她母亲一样的生育困难的问题。后来经我给予多次药物治疗后，她女儿在婚后两年也怀孕了。如今二胎开放，她又开始想要二胎，这让我很犹豫。我不知道过多的医疗干预对下一代会有什么样的影响。20多年来，在我这里促排卵成功受孕的女性不胜枚举，她们的后代并没有出现有异于常人的表现。李女士有多年不孕病史，而她排除万难顺利生下的这个女孩同样有内分泌异常的问题，这到底是她们家族或者夫妇之间的遗传物质本身带来的问题，还是孕前过多医疗干预造成的影响，我们都不得而知。但是她们若得不到医疗干预，也许连做母亲的机会都没有，她们不远千里求医，意志坚定地寻求自己的生育机会。医者父母心，我自己在工作中也常常陷入两难的抉择，究竟谁能够给未来一个圆满的答案？

■ 生命的缔造永远无法精准评估

20多年来，我接诊了无数不孕症女性，她们往往因为存在输卵管炎症、卵子质量差或子宫内膜容受性差等一个或多个问题，而造成了多年不孕。我把她们的问题一一对症解决后，很多女性都成功地成为母亲，但是我同样也遇到了不少无法解释的病例。

黄某，36岁，2009年曾剖宫产一孩，因产后5年多未避孕，也没有怀孕，来门诊寻求医疗助孕，考虑其子宫内膜异位症病史及输卵管造影结果不佳，我们建议其先行腹腔镜手术治疗。患者术中将两侧卵巢巧克力囊肿剥除后出院，手术很顺利，双侧的卵巢囊肿及盆腔的内异病灶清除得很干净，对妇科医生来说，这是很成功的一例手术，然而对于更关注保留患者生殖能力的我担心的事情终究还是发生了。因为手术部位在卵巢，所以我担心手术影响卵巢储备功能从而进一步影响怀孕，因此，术后我约患者月经期空腹来查性激素。检查结果提示FSH值32U/L，卵巢的储备功能受到明显影响，B超提示双侧卵巢显示只见1~2个窦卵泡，现已需要借助药物才有正常的月经来潮。我们已经劝告患者放弃试孕，此后半年患者一直在服用人工周期药物调理月经。由于患者有强烈的生育要求，2016年6月再次复诊，要求复查卵巢储备功能，当时查性激素FSH已高达62U/L，双侧卵巢未见窦卵泡，直接诊断患者为卵巢早衰，并再次劝解患者放弃怀孕念头，因为连种子都没有了，我们如何能够种出庄稼来呢？采用药物维持月经正常就达到治疗目的了。结果当月患者服用人工周期药物后月经未来潮，验尿阳性。在这种生育条件下仍能受孕，实在出乎意料，可谓医学奇迹。怀孕足月后，胎儿顺利产出，而且后期观察宝宝发育正常。生殖是人类值得探索的一个永恒主题，配子的正常发生、成熟、输送、结合、种植和生长是很奇妙的，正是它的神秘性与挑战性，让我对职业充满激情，对生命充满敬畏。

2016年我国全面放开二胎后，计划二胎的家庭大幅增加。对于高龄孕产妇，不仅伴随遗传性疾病、妊娠期代谢性疾病等发病率的增高，首次生产为剖宫产者还会有瘢痕妊娠、子宫破裂等风险，其产科检查及临产处理均是新的医疗挑战；同时也伴有早产儿的增多。这到底对我们的人类生命质量帮了忙，还是帮了倒忙？这些都是我们医生要面对的困惑和需要解决的问题。

第二节
生命的神奇，尊重生命

■ 新兴辅助生殖技术，冲击人类生殖本身意义

人类的许多生殖细胞适应生理过程发生程序性死亡，但由于近代环境污染等各种因素的相互作用，这种程序性死亡过程正在加剧，数量在急剧增加，使生命之源的产生发生障碍，精卵结合困难，生命之旅困难重重，生殖活动被迫终止。为了延续生殖过程，在了解生殖过程的基础上，在其发生障碍时给予医学帮助已势在必行，由此产生了一门新兴技术——辅助生育技术。1978年世界第一例试管婴儿诞生。1988年北京医科大学附属第三医院诞生我国首例的试管婴儿，1995年2月6日首例冻融胚胎移植试管婴儿成功，1996年中山医科大学产生了采用单精子卵胞浆内注射技术成功培养的试管婴儿。20多年来，我国已有近300多家生殖中心，临床妊娠率保持在30%～40%。当走在大街上看到远远比几十年前出现频率高的双胞胎时，我都不由自主地质疑一下这是不是辅助

生育技术的"产物"呢？

与半个世纪前使用传统的超促排卵辅助生育技术相比，新发展的辅助生育技术在适应人群上不断扩大，例如：现卵子和卵巢组织的冷冻已取得新突破，用含高浓度的冷冻保护液和极快速的玻璃化技术冷冻人类成熟卵子有成功妊娠的报道。这样一来，辅助还可满足人群的特殊要求，如有些人在年轻时由于工作的需要或经济问题不能养育小孩，可以将处在最佳生育期的卵细胞和胚胎冻存起来，在条件允许时解冻妊娠。美国一些财资雄厚的公司为了留住年轻女性的职场能力，甚至与高端生殖中心合作，鼓励并资助冷冻卵子。这些挑衅自然生育法则底线，有意地、人为地去决定并去改变自然纲常的做法，在我来看是极不可取的。胚胎及配子的冷冻到底对新生命有多少影响，目前是没有答案的，那作为父母做出这样的决定来获取自己的下一代，不仅不负责任，而且也是极其荒谬的。生命，如此神圣的东西，不应该是我们想随意改变就改变的。

我在辅助生殖技术领域工作20多年了，一直见证着该项技术的飞速发展。从以前用的单纯的促性腺激素促排卵，到促性腺激素的激素释放激素与促性腺激素联合超促排卵，再到近年运用高纯度及基因重组的促卵泡激素，以及新一代促性腺激素释放激素拮抗剂的不断改进，技术进步使得医生拥有了更多的选择方案，同时意味着能解决更多疑难杂症。但这些技术是要这么轻率地使用在患者身上，还是遵从一定的原则？我们这样干预是不是改变了生物进化"优胜劣汰"的自然规律，这样的改变将会对人类将来造成什么样的后果呢？我个人认为对生育而言，原则上应该是能少干预的要尽可能少干预。毕竟，我们的作品是一个活生生的生命，这个生命的质量与医生此时所做的又有多少千丝万缕的联系呢？也许，这些担忧是多余的，但毕竟未知的东西太多，但崇尚自然应该是我们遵守的一条不变的法则！

在门诊，我曾遇到很多看着高大健康帅气的小伙，若不做精液检测分析，很难发现他们的生殖系统功能异常。有些严重的少弱精者，只有通过二代试管婴儿技术，才有可能怀孕。他们往往会询问二代试管婴儿技术（单精子卵胞浆内注射技术）的安全性问题。不可否认的是，二代试管婴儿技术的确能导致性染色体非整倍率和结构异常率的增加，因为这是人为筛选，不符合自然界优胜劣汰的自然规律。如果生的是个男孩，这个男孩成人后也极有可能生育困难。通过这种技术，把自然界应该淘汰的不良基因，就这样又遗传下去了。毋庸置疑，人群基因质量因为医学的进步而下降了。

另外，现代人类基因计划的完成，使生殖医学的研究变得异常活跃。

对高龄妇女甚至绝经的妇女，科学家也能利用核移植技术将生殖细胞从这些女性不成熟的卵子（质量差的卵子）中分离出来，并与去除生殖泡的年轻妇女的卵母细胞浆融合，重建后的卵子将重新获得活力，再经过体外培养成熟，用辅助授精发育成胚胎，从而使高龄不孕妇女有机会成为孩子遗传学和生物学的双重母亲。相似的，对于无精症的男子，我们也可以利用睾丸穿刺技术，将里面的生殖细胞取出并培养分化。我们以往看的好莱坞高科技科幻片的情节正一一呈现在现实生活中。但种植前遗传学诊断远比我们人类最初设想的复杂，人类胚胎中存在高比例的染色体嵌合型，单个卵裂球是否能代表整个胚胎？强行去培养的配子是否存在较高的染色体异常率？勉强受精虽然可能对胚胎早期发育影响不大，但有可能导致出生后异常。细胞发育成个体生命过程中，有太多的研究是未知的，生殖辅助技术的出现甚至超越了人类生殖本身的意义，正因如此，医疗的造人计划，更应该谨慎，医疗干预要思考得远，才能尊重生命的意义。

基于上述技术的发展，年龄因素，这个不可改变的生育因素，却因为科学技术而改变。媒体上60岁女性再次生育孩子，50多岁女性产子的报道时时激起高龄女性的生育热情。但非常可惜的是，由于没有相应的法律制度约束，那些使用不起这些高大上技术的高龄女性又开辟了另外一条生育途径。有太多的泰国途径生宝宝、美国途径生宝宝的事件报道，更是有看不见的地下市场买卖卵子解决无卵高龄女性的生育问题。多少年后，年轻人结为夫妻之时，可能要检测每个人的DNA来确定他（她）们是否有亲缘关系，来排除近亲结婚了。

■ 生男生女都是宝

莫女士，36岁，多年前曾顺产一女孩，3年前曾在孕21$^+$周时引产一孩，引产后未避孕一直未孕，来门诊寻求帮助。我把莫女士3年来外院做的检查细细看过一遍后发现她的生殖内分泌水平并无明显异常，男方的精液常规也在正常参数范围内，此前输卵管检查提示双侧输卵管通畅。看着做了一堆检查而且结果似乎正常的患者，我感觉很是纳闷！为啥好好的就是不怀孕？后来我再详细地追问病史后才发现，莫女士的月经周期虽然一直规律，但是月经量自引产术后明显减少，因此在她月经干净后，安排做了宫腔镜检查。术中发现子宫腔内，多处致密粘连带，双侧宫角显示不清，予以分离宫腔粘连后，放置节育T环进行支撑，进行防止粘连的对症治疗。此后的3个月一直服用人工周期药物修复内膜，但是月经量仍然改善不明显，3个月后再次宫腔镜检查，宫腔仍见顽固粘连带，将子宫腔的粘连带再次分离后，又重新放置了节育T环。就这样，分了又粘，粘了又分，整个子宫腔，折腾了近一年时间，她感到十分绝望，身心俱疲，并问我宫腔粘连还能不能痊愈，还有没有怀孕的可能。我无奈地摇头，子宫腔粘连是很顽固的，而且即使治疗好也是短期的，时间久了又容易粘回去，就像一件没有好好保管摔烂的瓷器，即使将碎片一片片拾回去，也永远无法回到以前的光整。莫女士听完瞬间泪如雨下，对自己从前的行为懊恼不已。原来此前孕21⁺周做引产的原因竟然是因为发现怀的是女孩，家人及丈夫家人强烈表态只要男孩，最后只有忍痛去做引产。这是多么残酷与可悲的事情，每个生命都是很珍贵的，都值得尊重和呵护，如今莫女士也许已经永远丧失做母亲的权利！

在门诊，常常可以看到那些一定要生男孩的二胎母亲。撇开对身体的伤害不说，如果因为胎儿是女孩就流掉，谁能保证下一个是男孩呢？宝宝有什么错？性别也是父母给的，不是他自己可以决定的。到头来还要因为父母给的性别而遭到父母的遗弃？生命是这么随便的事情吗？因此在这里，不仅号召二胎妈妈们要考虑自己的生育条件，量力而行，同时也想呼吁社会要尽早去掉这种病态现象。从医学角度要选择性别的话，也不是没有办法，但是性别选择只适用于那些存在显性染色体遗传病的父母。

三　性别比例失衡的危害

在自然状态下，世界各国出生婴儿性别比例是基本一致的，一般在106：100，即每出生106个男婴时，女婴出生数为100个。人口学家把这个指标称为出生婴儿性别比的恒定值。由于男婴死亡率略高于女婴，这样到婚龄期时男女性别比例就基本持平。但由于传统思想的影响，许多有二胎机会的家庭，不只要生孩子，而且要求生个男孩。虽然我们有政策禁止进行胎儿性别的鉴定和非医疗需要的选择性堕胎行为，但2000年第五次全国人口普查仍然显示男女出生比例为117：100。上海常住人口出生人口性别比约为107：100；深圳市出生人口性别比例为120.8：100；北京流动人口在京出生人口性别比例高达128：100；海南、广东等省出生人口性别比例竟然高达130 : 100以上。

男女性别比失衡会造成早婚、婚姻买卖现象增多，导致婚姻错位、代际争夺及婚外情、第三者插足、非婚生育以及同性恋、性疾病、性犯罪等社会现象增加，社会刑事案件增加，危害社会公共安全。如果出生性别比升高得不到纠正，便会滋生更多不道德和丑陋的社会现象，基本消失的买卖婚姻、童婚交换、拐卖妇女等现象会重新抬头，并且间接衍生性暴力犯罪、乱伦、人们社会心态畸变等严重的社会问题，家庭和社会不稳定风险系数增大。当你家里经济已步入了小康，你也许却会陷入新的苦恼，因为你的儿子没有老婆可娶。

这一幕幕并非是幽默滑稽剧，而可能是十多年后的现实！

生育关系千秋万代，请谨慎为之。

四　齐心协力为二胎母亲保驾护航

广州医科大学附属第三医院本就是以妇产科为重点科室的医院，在"生二胎"的热潮下，更是上下齐心协力迎战备孕和生育高峰，不仅增加了更多的专业教授充实了医疗团队，还专为想要二胎的高龄产妇成立了二胎绿色诊室，安排有应对高龄产妇经验的专家接诊。同时加强助产士培训，从孕期起，就有助产士全程陪护，利用科学合理的助产技术，检测产程，力求缩短产程，让孕妈妈少受罪。

生孩子是全家人的大事、喜事，既然患者选择了我们，我们就不能辜负患者的信任。罗女士也是一位在生育路上历经坎坷的女性，她两胎皆是胎死腹中，属于原因不明的复发性流产患者，且有一胎还是在近8个月行晚期产检时才发现问题的，引产时，医生还诊断她有宫颈机能不全。如今，她又怀孕了，而且是双胎，但是却着实让人无法高兴起来。双胎使母亲体内负荷大，对她松弛的宫颈也是一大挑战，早产风险高，况且这还是一个生育功能异常的复发性流产患者，这太多的不确定都让我们捏一把汗。从早期的保胎，到宫颈环扎，再到孕晚期密切的监护，最后罗女士顺利剖宫产下双胞胎男孩，虽然其中一胎因早产导致肺部发育不全，在新生儿科全程监护，但她家人已对这来之不易的生命泣不成声。像罗女士这样在最无助的时候得到医治并成功怀孕，从绝望到希望，从希望到惊喜的女性不在少数。这是我们作为妇产科医生最有成就感的时刻。也正是这些点点滴滴，激励着我们一直坚守在临床一线辛勤地工作。

祝福所有二胎妈妈，心想事成，身体健康，家庭幸福，美丽常驻！